frauen & gender

Kultur | Forschung | Gesundheit

NeuroIntegrative Medizin
Printausgabe 9783938580776
3. Auflage, März 2026

DIAMETRIC VERLAG Jutta A. Wilke e. K.
Versbacher Str. 181, 97078 Würzburg/Deutschland
Fon: +49(0)931-7841230, info@diametric-verlag.de
(Angaben gemäß den Anforderungen der GPSR)

Titelbild Umschlag: © Maneis Tehrani, Höchberg
Illustrationen: Design is Live, Daniela Ittner, Schwanstetten
Korrektorat: Eva Peteler, Würzburg
Druck: Franz X. Stückle Druck und Verlag e. K., Ettenheim

frauen & gender

Wichtiger Hinweis:

Die im Buch veröffentlichten medizinischen Informationen und Empfehlungen wurden nicht von einer KI erstellt, sondern mit größter Sorgfalt von den Verfasserinnen und dem Verlag erarbeitet und geprüft. Eine Garantie kann jedoch nicht übernommen werden. Ebenso ist eine Haftung der Verfasserinnen bzw. des Verlags und seiner Beauftragten für Personen-, Sach- oder Vermögensschäden ausgeschlossen.

Bitte beachten Sie, dass alle im Text enthaltenen externen Links nur bis zum Zeitpunkt der Buchveröffentlichung eingesehen werden konnten.

Geschützte Warennamen (Warenzeichen) werden nicht immer kenntlich gemacht. Aus dem Fehlen eines Hinweises kann nicht geschlossen werden, dass es sich um einen freien Warennamen handelt.

Gerlinde Debus / Meike Scheuplein

NeuroIntegrative Medizin

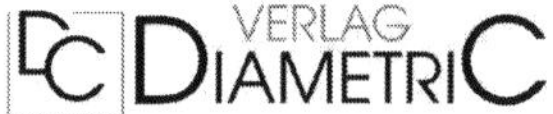

»Hören wir auf, Krieg gegen die Natur zu führen.«

Liebe Leserin, lieber Leser, das Buch, das Sie gerade in Händen halten, ist aus nachhaltiger Buchproduktion, die u. a. schadstofffreie Druckfarben, Drucklacke und Bindung sowie Papiere aus verantwortungsvollen Quellen und einen weitgehenden Verzicht auf Kunststofffolien beinhaltet.

49/005/012/26
www.books-for-future.de

Inhaltsverzeichnis

Unser Körper ist ein Wunder
Vorwort von Torsten Fischer

Unser Körper ist ein Wunder! Alles beginnt mit einer einzelnen befruchteten Eizelle. Sie enthält alle notwendigen Informationen und den kompletten Bauplan, um aus ihr einen über Jahrzehnte vollständigen, voll funktionsfähigen Organismus als Gemeinschaft aus zig Billionen einzelner Zellen entstehen zu lassen:

Spezialisierte Zellen, die die unterschiedlichsten Organe und Gewebe bilden. Den Bewegungsapparat aus druckstabilen Knochen, reißfesten Sehnen und kontraktilen Muskelzellen, versorgt von Blutgefäßen und Lymphbahnen. Sinnesorgane wie die Augen, Ohren, Rezeptoren der Haut und den Geruchssinn für die Wahrnehmung unserer Umwelt. Magen, Darm, Leber und Bauchspeicheldrüse zur Aufnahme und Weiterverarbeitung lebenswichtiger Nährstoffe. Hormondrüsen zur Steuerung von Wachstum und Stoffwechsel und zur internen Abstimmung aller Körpersysteme. Die Lunge, die die Versorgung mit Sauerstoff und Entsorgung von Kohlendioxid übernimmt. Das Herz als Motor für das weitverzweigte Gefäßsystem. Das im gesamten Körper aktive Immunsystem mit seinen vielen spezialisierten Zellen.

Unser Körper als riesige Wohngemeinschaft, die in jeder Sekunde unseres Lebens 10 Millionen neue Zellen entstehen lässt dabei gleichzeitig 10 Million alte Zellen entsorgt, und in der jedes Jahr 95 Prozent unserer Körperbausteine ausgetauscht werden. Verlässlich organisiert durch unser Nervensystem, das entgegen früherer Lehrmeinung sogar in der Lage ist, neue Nerven entstehen zu lassen. Und als übergeordnete Instanz das Gehirn, aufgebaut aus 100 Milliarden Nervenzellen und verbunden mit allen anderen Zellen durch das periphere Nervensystem, das wie der Dirigent in einem Orchester mithilfe der verschiedenen einzelnen Musikinstrumente, Organe und Gewebe, eine faszinierende Symphonie der Gesundheit erklingen lässt.

Die Kombination verschiedenster Informationswege ist hierbei so komplex, dass die entstehende Datenmenge selbst heutige Supercomputer in ihrer Rechenleistung überfordert. Wechselstrom über die Nervenimpulse, Gleichstrom über das periphere Stützgewebe der Nerven, langsam wirkende Hormone, Neurotransmitter, superschnelle Biophotonen und mechanische Reize, die bis in den Zellkern hinein wirken, vernetzen die entlegensten Bereiche des Körpers in großartiger Harmonie miteinander. Nur wenn diese hochdynamische innere Vernetzung und die Interaktion nach außen mit unserer Umwelt störungsfrei gesteuert werden, können wir gesund sein.

Unsere Gesundheit und unser Überleben hängen hauptsächlich davon ab, wie gut unsere Resilienz – unsere innere Widerstandsfähigkeit – bei der Anpassung an veränderte äußere Umweltbedingungen ist. Unsere Reaktionen auf die Umwelt beeinflussen sogar das An- und Abschalten wichtiger Gene in unseren Zellen, was maßgeblich mit entscheidet, ob wir gesund bleiben oder durch den allgegenwärtigen Stress Krankheitssymptome entwickeln. Schätzungsweise 90 Prozent aller Erkrankungen werden durch Stress ausgelöst. Dieser kann als körperlicher Stress durch Verletzungen und Unfälle auftreten, als chemischer Stress durch Infektionen, Hormone, Schwermetallbelastungen und andere Gifte oder infolge gestörter Blutzuckerregulation. Besonders emotionaler Stress, ausgelöst durch Belastungen wie Familientragödien, gravierende Verlusterfahrungen, finanzielle Probleme u. a., kann langfristig eine Vielzahl unterschiedlicher Erkrankungen hervorrufen. Diese emotionalen Stresserfahrungen können bei Traumatisierungen sogar über Generationen von den Vorfahren weitergegeben werden und noch heute auf uns Einfluss nehmen.

Hier setzt die NeuroIntegrative Medizin an, eine moderne, auf den Erkenntnissen der Neurowissenschaften, der Molekularbiologie und Epigenetik basierende Therapieform, die aus dem 1989 entwickelten Neurologischen Integrationssystem (NIS) des neuseeländischen Osteopathen Allan Phillips hervorgegangen ist. Ihr Konzept verbindet schulmedizinisches Wissen mit dem Verständnis der

Energieumläufe in unserem Körper, das sich auf die Erfahrungsheilkunde der Traditionellen Chinesischen Medizin und ihr Wissen um die biologische Heilkraft stützt. Indem NeuroIntegrative Medizin die vorhandenen Regulations- und Selbstheilungskräfte unseres Körpers nutzt, gelingt es, Störungen in der Steuerung des autonomen Nervensystems sehr genau ausfindig zu machen und dem Körper gezielte Anweisungen zu geben, um diese Regulationsstörungen zu beheben. Dabei wird unser Körper in die Lage versetzt, seine autonome Steuerung wieder herzustellen und die Erkrankung ursächlich und langfristig zu heilen.

Einen tieferen Einblick in die erstaunliche Wirkweise dieser Behandlungsmethode eröffnen die Autorinnen Professor Dr. Gerlinde Debus und Dr. Meike Scheuplein, beide Therapeutinnen mit langjähriger Erfahrung in der NeuroIntegrativen Medizin, allen Interessierten in dem vorliegenden Buch. Behandlungsbeispiele aus dem Praxisalltag veranschaulichen dabei, wie die Körperintelligenz zur Heilung genutzt wird und welche Heilungschancen und Optionen diese moderne Therapie bei akuten wie auch chronischen Erkrankungen bietet.

Ich wünsche allen Leser*innen die Neugierde und den Mut, dieses so wunderbar in unser modernes Informationszeitalter passende Behandlungskonzept näher kennen zu lernen.

Dr. med. Torsten Fischer
Ausbildungsleiter für das Neurologische Integrationssystem (NIS) Deutschland
Vorstand im Verband für NeuroIntegrative Medizin (ÄNIM)

Liebe Leserin, lieber Leser!

Wenn Sie dieses Buch in die Hand genommen haben, suchen Sie vielleicht gerade nach Wegen, Ihre Gesundheit zu erhalten oder nach wirksamer Hilfe bei Beschwerden, für die Sie die *richtige* Behandlungsmöglichkeit noch nicht gefunden haben.

Unwohlsein und Krankheit gehen meist mit Angst, Unsicherheit und der Frage einher: »Was hilft mir, was ist für mich der richtige Weg?«, »Kann ich meinem Bauchgefühl vertrauen?« oder »Schade ich mir, wenn ich andere Optionen probiere?«. Wenn Sie eine Entscheidung für eine Therapie aus der Angst heraus treffen, keine andere Wahl zu haben, werden Sie möglicherweise immer wieder an dieser Entscheidung zweifeln. Diese Zweifel haben Auswirkungen auf Ihr Immunsystem und Ihren Gesundheitszustand.

Sind Sie über unterschiedliche Therapieoptionen gut informiert, werden Sie *die* Behandlung wählen, die Ihnen für Sie *richtig* erscheint und so Ihren Weg zur Gesundheit mit Kraft, Klarheit und Überzeugung gehen.

Gesundheitliche Beschwerden, ob auf körperlicher, emotionaler oder geistiger Ebene, entstehen meist aufgrund einer fehlerhaften Verarbeitung von Reizen aus der Umwelt. Je nachdem, wie unser Nervensystem Informationen verarbeitet und verschaltet, kann unser Stoffwechsel besser oder schlechter an die täglichen Herausforderungen angepasst werden. Die heutigen hohen Leistungsanforderungen können dabei zu einer Überlastung des Nervensystems führen, Fehlinterpretationen verursachen und durch den zusätzlich erzeugten Stress im Körper die Kommunikation in unserem Körper-Geist-Netzwerk nachhaltig stören.

In diesem Buch zeigen wir den Behandlungsansatz und die Wirkweise der NeuroIntegrativen Medizin auf. Wir helfen Ihnen zu verstehen, wie sie durch gezielte Einflussnahme über das Nervensystem negativen Effekten auf der körperlichen, emotionalen und geistigen Ebene des Körpers entgegenwirkt, Wohlbefinden und Heilung fördert und zu einem energievollen Körper und einem reflektierenden, aufmerksamen Geist beitragen kann. Die konventionelle Behandlungsweise der Schulmedizin und die der integrativen komplementären Medizin stehen sich dabei nicht gegnerisch gegenüber. Vielmehr zeigen wir eine neue Herangehensweise der ganzheitlichen Diagnostik und Therapie auf, erläutern den ihr zugrunde liegenden wissenschaftlichen Hintergrund und geben Einblicke in die faszinierende Welt der Körperintelligenz und ihrer Selbstheilungsprozesse.

Leben ist dynamisch und nichts ist so sicher wie Veränderung. An diesen stetigen Wandel in und um uns und die sich verändernden Bedingungen müssen wir uns immer wieder neu anpassen. Die interdisziplinäre, methodenübergreifende Verknüpfung alter und neuer wissenschaftlicher Erkenntnisse aus den verschiedensten Fachbereichen ermöglicht uns, das hochdynamische menschliche Körper-Geist-Netzwerk genauer zu verstehen. Sie zeigt uns Wege auf, wie wir den Herausforderungen unserer Zeit gesundheitsfördernd begegnen können.

Prof. Dr. med. Gerlinde Debus
Dr. med. Meike Scheuplein

NeuroIntegrative Medizin: Eine Therapieform, die unseren Körper befähigen kann, aus eigener Kraft gesund zu werden

Berührung ist der feinste und sich am frühesten entwickelnde Sinn des Menschen. Die NeuroIntegrative Medizin, kurz NIM, setzt die Kraft der Berührung gezielt dazu ein, um über das Nervensystem mit dem Körpergeschehen zu interagieren. Das Ziel ist, gesundheitsfördernde Informationen an die Körpersysteme weiterzuleiten, um uns wieder in Balance mit uns und unserer Umwelt zu bringen. Grundlegend für diese Körperarbeit ist die Annahme, dass der Körper zur Selbstheilung fähig ist. Dabei werden Beschwerden als Störungen in der Kommunikation zwischen Gehirn und den betreffenden Körperbereichen verstanden. Die NeuroIntegrative Medizin nutzt diese kommunikative Verbindung, um unsere Selbstheilungskräfte zu aktivieren, indem die »missverständlichen« Signale so *umgestaltet* werden, dass sie vom Körper wieder »störungsfrei« verstanden werden.

Behandelt wird manualtherapeutisch, d. h. mit den Händen. Da die Haut unser größtes Sinnesorgan ist, werden darüber an bestimmten, anatomisch definierten Körperpunkten gezielt Reize gesetzt und mittels eines Muskelfunktionstests die Regelkreise des Körpers überprüft.

Das Nervensystem verbindet alle Körpersysteme wie Bewegungs-, Immun-, Hormon-, Herz-Kreislauf- und Verdauungssystem, die über Regelkreise miteinander koordiniert und reguliert werden. Dabei versorgt z. B. ein Rückenmarks- oder sogenannter Spinalnerv sowohl ein Organ als auch bestimmte Muskeln, Hautareale und Knochenstrukturen. Daraus ergibt sich, dass Beschwerden nicht an der gleichen Stelle ihre Ursachen haben müssen, an der sie auftreten.

Darüber hinaus arbeitet kein Organ für sich alleine. Alle Organe, Drüsen, Muskeln und Gelenke sind untereinander verbunden und kommunizieren miteinander. Die Psychoneuroimmunoendokrinologie ist eine Wissenschaft, die die Wechselwirkungen zwischen psychischen, neurologischen, immunologischen und hormonellen (endokrinologischen) Funktionen ausführlich erforscht und die Zusammenhänge zwischen den unterschiedlichen Funktionssystemen nachgewiesen hat. Unser Organismus ist ein hochkomplexes Körper-Geist-Netzwerk, welches in Symbiose mit Viren, Bakterien und Parasiten lebt. Nur im Zusammenspiel können die vielfältig vernetzten Aufgaben des Körpers optimal erfüllt werden – ein Grund dafür, dass beispielsweise Störungen des Verdauungssystems auch Ursache für Allergien, Hautausschläge, Depressionen u. v. m. sein können.

Die NeuroIntegrative Medizin verbindet alte Weisheiten des Ayurveda und der Traditionellen Chinesischen Medizin (TCM) mit ihrer Akupunkturlehre und der Kenntnis um die Energieumläufe im Körper, mit dem Wissen aus der angewandten Kinesiologie, der Lehre der Physiologie[1] sowie den Erkenntnissen der Quantenphysik und der konventionellen Medizin mit allen ihren Grundlagen.

Diese faszinierenden Aspekte der Methode der NeuroIntegrativen Medizin möchten wir, die Autorinnen, Ihnen in diesem Buch näherbringen und Ihnen die Behandlungsansätze und die Chancen aufzeigen, die dieses rein manuelle Behandlungskonzept bietet. Damit wollen wir Ihnen auch Mut machen, zu einer angeratenen OP in einer nicht lebensbedrohlichen Krankheitssituation Nein zu sagen oder sich nicht mit einer langjährigen Medikamenteneinnahme abzufinden, wenn schulmedizinisch keine Diagnose gestellt werden kann. Die Selbstheilungskräfte des Körpers zu aktivieren und für den gesundheitsfördernden Umgang mit den Beschwerden zu nutzen, ist immer eine Chance.

NeuroIntegrative Medizin kann für sich allein oder in Kombination mit anderen Therapien angewandt werden. Die Behandlung ist sicher, schmerzfrei und nicht-invasiv in der Anwendung. So können Menschen jeden Alters mit akuten und chronischen Beschwerden behandelt werden.

I. Was NeuroIntegrative Medizin ist und wie sie helfen kann

Der Körper ist mehr als die Bestandteile, aus denen er zusammengesetzt ist. Selbst bei einem in seine Einzelteile zerlegten Körper lässt sich durch wissenschaftliche Analyse nicht aufschlüsseln, welche treibende Kraft der Entstehung des Lebens zugrunde liegt.

Dennoch ist diese Kraft vorhanden, auch wenn sie mit den aktuellen wissenschaftlichen Methoden nicht nachgewiesen werden kann. Wie die Natur und das Universum, befindet sich auch unser Körper in ständiger Kommunikation inmitten eines dynamischen Energie- und Informationsfeldes, das permanent Informationen austauscht, um die Funktionen in der Geist-Körper-Achse mit den beeinflussenden Umweltfaktoren abzugleichen. Diese Wechselwirkungen führen zu komplexen Interaktionen, die wir bislang nur ansatzweise erfassen können.

Unser heutiger Lebensstil ist gekennzeichnet von Stress, von einem verkürzten oder gestörten und nicht erholsamen Schlaf, von Fehlernährung, Belastung durch Umweltgifte u. a. Dies kann die Kommunikationsabläufe im Körper erheblich stören. Das wiegt umso schwerer, als in jeder Sekunde in unserem Organismus unzählige Prozesse synchronisiert und koordiniert werden müssen, um uns und unseren Körper optimal gesund zu erhalten. In der NeuroIntegrativen Medizin erkennen wir diese innere Weisheit des Körpers an. Indem wir den Körper über ein Muskel-Biofeedback fragen, wo Störungen in den Vernetzungen der Körpersysteme auftreten, lassen sich die Kommunikationsprozesse darin wieder normalisieren. Dabei handelt es sich im Prinzip um eine einfache Ja – Nein – Testung. Das Klopfen oder auch Tippen auf den Kopf über dem sensomotorischen Hirnareal unterstützt, dass diese Kommunikation hergestellt und dauerhaft abgespeichert wird.

Das Diagnose- und Behandlungskonzept

Die NeuroIntegrative Medizin ist ein respektvolles, schmerzfreies und intelligentes Untersuchungssystem mit immenser Kraft.

Um es auf eine kurze Formel zu bringen: NeuroIntegrative Medizin ist Energiemedizin – immerhin besteht der menschliche Körper zu 99,95 Prozent aus Energie. Sie ist eine noch junge Wissenschaft, die auf den Grundlagen der Anatomie, der Physiologie und der Neurophysiologie basiert. Untersucht und behandelt wird systemisch, d. h. das Gesamtsystem Mensch mit Körper *und* Geist. Symptome werden als Sprache des Körpers gesehen, die dem Bewusstsein signalisieren, dass eine Funktionsstörung im Körper vorliegt und eine Änderung eintreten muss, um diese Störung zu korrigieren. Über die Muskelfunktionstestung wird überprüft, ob immunologische, physiologische, pathologische oder emotionale Störungen den Beschwerden zugrunde liegen. Das Ziel ist, über die Behandlung die Homöostase, also das Gleichgewicht der physiologischen Körperfunktionen, wieder herzustellen.

Jedes Lebewesen hat die Fähigkeit der Selbstregulation gestörter Körperfunktionen. Der Geist und der Körper sind dabei aufs Engste miteinander verwoben. Die NIM-Behandlung zeigt die Zusammenhänge zwischen unterschiedlichen Symptomen auf und therapiert über einen ganzheitlichen Ansatz, was Voraussetzung für Heilung ist. NeuroIntegrative Medizin ist somit ein innovatives Diagnose- und Behandlungskonzept, welches das Gehirn befähigt, Korrekturen am Körper vorzunehmen. Die Vorgehensweise in der neurointegrativen Diagnostik und Behandlung basiert auf den komplexen Beziehungen der Körperfunktionen und berücksichtigt dabei die Art und Weise, wie der Körper als integriertes Wesen arbeitet. Insofern handelt es sich um eine einzigartige Methode. Im Vergleich z. B. zur Manuellen Therapie, bei der die Therapeut*innen etwas am oder im Körper verändern, um eine Verbesserung zu bewirken, ist es im NIM-System das Gehirn im Zusammenwirken mit dem Nervensystem, das über Rückkopplungsschleifen die Körperfunktionen verändert, um die Störung zu beseitigen.

Wie Beschwerden und Störungen überprüft werden

Unser Körper verfügt über eine ihm eigene Intelligenz, die wir als »Bauchgefühl« kennen. Nervenbotenstoffe, die unsere Gefühle steuern, entstehen nämlich nicht nur im Gehirn, sondern konnten auch im Darm nachgewiesen werden.[2] Dabei zeigte sich, dass diese Botenstoffe, ihre Rezeptoren und ihre Fähigkeit, Gehirn, Körper und Verhalten zusammen zu schließen, dort schneller aktiviert werden als im Gehirn selbst. So ist die Körperintelligenz ständig präsent, ohne dass wir sie wissentlich beeinflussen können (s. S. 34 *Körperintelligenz*). Die meisten von uns nehmen sie nicht einmal wahr, obwohl jeder Körper ein Leben lang das Potenzial besitzt, sich selbst zu heilen. Schneiden wir uns beispielsweise in den Finger, werden umgehend Prozesse aktiviert, um die Wunde zu verschließen. Selbst bei schwersten Erkrankungen können sogenannte Spontanheilungen auftreten, die gar nicht so selten sind[3], für die die konventionelle Medizin aber derzeit noch keine Erklärung hat.

In der NIM-Behandlung setzen Therapeut*innen mit ihren Händen Berührungsreize an bestimmten Körperpunkten bzw. Hautarealen der Patientin oder des Patienten. Bei Verdauungsbeschwerden z. B. wird über anatomisch definierte Hautpunkte der verschiedenen Verdauungsorgane (Magen, Dünndarm, Bauchspeicheldrüse, Gallenblase, Dickdarm) ein Berührungsreiz gesetzt und mittels Muskelfunktionstest geprüft, ob bei dem berührten Organ eine Störung vorliegt. Liegt eine Störung vor, zeigt der Muskelfunktionstest eine veränderte bzw. *schwache* Reaktion, die als Stresssignal bezeichnet wird. Zeigt sich nach der Reizsetzung diese veränderte Reaktion über dem Hautareal des Magens, ist dies ein Hinweis, dass die Magenfunktion gestört ist, wodurch die Verdauungsbeschwerden ausgelöst sein können. Im nächsten Schritt wird dann durch weitere gesetzte Reize geprüft, welche Struktur des Körpers, wie z. B.

Immunsystem, motorisches Zentrum, Hormonsystem, Biochemie, emotionales System usw. mitbetroffen ist, um die Kommunikationsstörung zwischen den Körpersystemen aufzuspüren und eine einwandfreie Kommunikation wiederherzustellen.

Zellen kommunizieren mittels mechanischer, chemischer, thermischer, elektrischer und elektromagnetischer Energie, über Vibrationen und Schwingungen. In der NIM-Testung wird durch den Berührungsreiz ein elektrischer Impuls am getesteten Hautareal erzeugt, der über Nervenbahnen und das Rückenmark zum Gehirn geleitet wird. Dieses sogenannte *Aktionspotenzial* wird in dem Gehirnareal, das für die Verarbeitung von Empfindungsqualitäten verantwortlich ist, dem sensorischen Cortex, registriert und gleichzeitig mit der Körpererfahrung und den damit gespeicherten Informationen abgeglichen. Der Muskelfunktionstest zeigt die auslösende Reaktion des autonomen Nervensystems auf diesen Reiz und gibt uns Auskunft darüber, ob der abgefragte Informationskreis einwandfrei funktioniert.

Die Berührung bestimmter Hautareale über Muskeln, Knochen, Gelenken und Organen stellt die verschiedenen Verbindungen innerhalb des Gehirns und zwischen Gehirn und Körpersystemen her. So wird der Körper angeregt, gestörte Informationswege zu korrigieren und die Selbstheilungskräfte zu aktivieren. Die NeuroIntegrative Medizin benötigt dafür ausschließlich das im Körper vorhandene Bewusstsein und das Nervensystem zur Diagnostik und Behandlung. Medizintechnisches Gerät und Medikamente sind nicht erforderlich, können jedoch parallel eingesetzt werden, wenn dies hilfreich erscheint.

Die Berührungsreize, die je nach Beschwerdebild in bestimmten Kombinationen am Körper gesetzt werden, übermitteln Informationen über das unmittelbare Körpergeschehen an das Gehirn, die verknüpft, verarbeitet und gespeichert in das ganzheitliche Wissen und Verstehen der körpereigenen Intelligenz einfließen. Solange das Gehirn alle Körpersysteme funktionsgerecht kontrollieren kann, meldet es keine Störungen. Erst wenn bei einem Körpersystem die Toleranzspanne überschritten wird, es also quasi nicht mehr innerhalb der biologisch vorgegebenen Parameter funktioniert, erfolgt die Rückmeldung: »Störung«.

Jedes Organ, jeder Muskel, jedes Gewebe, jedes Gefäß (Arterie, Vene, Lymphe), jede Zelle und jedes Körpersystem, wie z. B. Nerven-, Herz-Kreislauf-, Hormon-, Lymph-, Verdauungssystem, ist unter der ständigen Kontrolle und Beobachtung unseres Gehirns und der körpereigenen Intelligenz. Wird nun ein Körpersystem z. B. durch Stress über sein eigentliches Potenzial hinaus stimuliert, schränkt dies die vom Gehirn ausgeübte Steuerfunktion ein. Gleichzeitig wird damit die Funktionsweise des Organs reduziert, um einen möglichen Schaden zu verhindern. Ein Muskel wird beispielsweise durch zu schweres oder falsches Heben über seine Toleranzgrenze gedehnt. Durch die Überdehnung wird die Funktion des Muskels gestört, sodass das Gehirn nicht mehr länger die volle Kontrolle darüber ausüben kann und die Gefahr eines möglichen Gewebeschadens besteht. Um das zu verhindern, aktiviert unser Gehirn meistens eine Art Sicherheitsnetz, indem sich der Muskel nur noch eingeschränkt oder unter Schmerzen bewegen lässt, um Schlimmeres wie einen Muskelfaserriss oder eine Sehnenruptur zu vermeiden.

Diese Toleranzprinzipien gelten für alle Körpersysteme, Gelenke, Muskeln, Sehnen und Organe. In der NIM-Behandlung wird über die Rückmeldung einer Störung erkannt, was im Körper-Geist-Netzwerk unbewusst in unserem Körper passiert, und die unterbrochenen oder fehlgeschalteten Verbindungen mit dem Gehirn werden wieder hergestellt.

Als Grundlage für die Reizverarbeitung und -weiterleitung dient das *somatosensorische* System. Berührungsreize aktivieren in der Regel viele verschiedene Rezeptoren an Körperzellen, die genaue Informationen über die Intensität, Art, Dauer, Position und Richtung bzw. Geschwindigkeit eines Reizes verarbeiten. Spezialisierte Eiweißmoleküle (Rezeptoren) an den Zellwänden der Körperzellen nehmen die Signale auf, verarbeiten sie und leiten sie über sensorische Nervenfasern (afferente Fasern) des Rückenmarks zum postzentralen Gyrus weiter, einer Gehirnwindung mit Sitz direkt hinter der Zentralfurche im Scheitel- bzw. Parietallappen des Großhirns. Er ist das Empfangs- und Versandzentrum für somatosensorische Informationen und verantwortlich für deren Interpretation. Dazu gehören Wahrnehmungen, durch die wir Dinge mit qualitativer und räumlicher Bewertung fühlen und ertasten sowie Kälte, Hitze und Schmerz empfinden können und wissen, welche Bewegungen im Körper gerade ausgeführt werden.

Das somatosensorische System reagiert auf verschiedene Arten von Reizen wie Druck auf der Haut, Gelenk- und Muskelstellungen im Körper, Dehnung glatter Muskelzellen innerer Organe (z. B. Harnblase, Darm) sowie Körpertemperatur. Seine Rezeptoren sind dabei über den ganzen Körper verteilt.

Dieses somatosensorische System ermöglicht uns den Tastsinn, Schmerzsinn, Temperatursinn und die Eigenwahrnehmung des Körpers (Propriozeption) im Raum. Es umfasst somit alle Körperwahrnehmungen mit Ausnahme des Seh-, Hör-, Geschmacks-, Geruchs- und Gleichgewichtssinnes.

Zur Korrektur gestörter Informationswege werden während der NIM-Behandlung die Berührungsreize so gezielt gesetzt, dass ein Kontakt zu dem Körpersystem, dessen (Fehl)-Funktion die Symptome verursacht, entsteht. Ein längeres bzw. wiederholtes Halten des Kontaktes, der durch gleichzeitiges Klopfen der Hautrezeptoren am Kopf über dem postzentralen Gyrus aktiviert wird, erleichtert es dem sensomotorischen Gehirnareal, den unterbrochenen Informationsweg zu erkennen. So kann das Gehirn «resetten« und die Steuerung der Funktion wieder optimal herstellen, denn die körpereigene Intelligenz weiß genau, welche unserer komplizierten Bedürfnisse Priorität haben und was dabei korrigiert werden muss.

Was NeuroIntegrative Medizin einzigartig macht

NeuroIntegrative Medizin arbeitet unter Zuhilfenahme der körpereigenen Intelligenz sowohl der Therapeut*innen als auch der Patient*innen und benötigt weder Apparate noch Medikamente.

Ärzt*innen sind seit jeher darauf angewiesen, ihre Patient*innen »wahr« zu nehmen, indem sie sie genau beobachten. Die Wahrnehmung ein- und derselben Patientin oder desselben Patienten kann von Ärztin zu Ärztin, von Arzt zu Arzt sehr unterschiedlich sein, abhängig von der eigenen persönlichen und professionellen Erfahrung. Die NeuroIntegrative Medizin nutzt für die Diagnostik und Behandlung über diese Beobachtungsgabe hinaus zusätzlich Hinweise von Körpersignalen.

Das Vorgehen bei der Anwendung der NeuroIntegrativen Medizin lässt sich gut an dem folgenden Beispiel veranschaulichen:

➡ Die 75-jährige Patientin, die einige Minuten im Warteraum warten musste, hat sich in einen recht niedrigen Sessel gesetzt, aus dem sie nur schwer aufstehen kann. Wie sie aus dem Sessel aufsteht und die ersten Schritte geht, lässt vermuten, dass sie Schmerzen in einer Hüfte oder im Kreuzbein hat. Danach befragt, gibt sie an, dass ihr Kreuz steif sei, sie aber keine Schmerzen habe. Die nachfolgende Untersuchung zeigt eine Störung im rechten Iliosakralgelenk (Kreuz-Darmbein-Gelenk), die sich auf die gesamte Motorik der Beine auswirkt, und eine ausgeprägte Krümmung der Lendenwirbelsäule (Lordosierung). Die segmentale Zuordnung der inneren Organe zur Wirbelsäule zeigt eine Beziehung zu Blase und Darm (dargestellt S. 72, Abb. 4a/4b).

Die weitere Untersuchung fördert eine Funktionsstörung der Harnblase zutage, die die Patientin erst gar nicht erwähnte und die sich durch häufiges Wasserlassen äußert.

Die Harnblase ist neurologisch mit wichtigen Muskeln für die Körperstatik verbunden, was wiederum die Störung im Iliosakralgelenk aus einem anderen Blickwinkel erklärt. Wenn die Behandlung hier ansetzt, kann der Körper die Funktionsstörung des Iliosakralgelenkes über Veränderungen der Muskelspannung beheben, ohne dass das Gelenk selbst behandelt wird.

An diesem Beispiel wird deutlich, dass für NIM-Therapeut*innen das *Erkennen* der grundlegenden Störungen unverzichtbar ist. Dabei ist die oberste Prämisse, ohne Bewertung zu beobachten. So wird die Gefahr minimiert, dass die Erwartung des Therapeuten bzw. der Therapeutin das Ergebnis der Untersuchungen beeinflusst.

Bei der Anwendung der NeuroIntegrativen Medizin können auch psychosomatische und psychotherapeutische Effekte wirksam werden. Für die Behandlung ist es deshalb wesentlich, die Vorgeschichte mit allen Einzelsymptomen und deren funktionelle Zusammenhänge zu erfassen, ebenso wie sorgfältig nach Störfeldern innerhalb und außerhalb des Organismus zu suchen, um die Beschwerdebilder zu verstehen. Als funktionsstörend wirken auch äußere Stressoren wie Stress am Arbeitsplatz durch Über- oder Unterforderung, Mobbing oder Schichtarbeit. Das Wahrnehmen und Beurteilen dieser Situationen über unsere Sinnesorgane führt wiederum zu neuronalen, hormonellen und immunologischen Reaktionen in den Regelkreisen. So kommt es bei Stress zu einer vermehrten Ausschüttung der Stresshormone Adrenalin und Noradrenalin aus der Nebenniere. In Folge erhöhen sich die Atemfrequenz, der Blutdruck und die Muskelanspannung, wohingegen die Verdauungs- und Immunfunktionen reduziert werden. Ein länger anhaltender Stresspegel kann so beispielsweise zu Muskelverspannungen und Bluthochdruck führen.

Je weniger Störungen im Körper vorliegen, desto besser können die Funktionen auf biochemischer und biophysikalischer Ebene ablaufen und sich positiv auf das Immunsystem und unsere Energie auswirken. Auch wenn das Zusammenwirken einzelner Organsysteme bei Stress noch nicht vollständig geklärt ist, können die bekannten Funktionszusammenhänge wie Erhöhung des Blutzuckerspiegels bei Stress, Schwächung des Immunsystems, Blutdruckanstieg und Anstieg der Herzfrequenz u. v. m., hier zugrunde gelegt werden.

Auch hormonelle Veränderungen durch Pubertät, Menarche (Beginn der Regelblutung), Geburt, Menopause oder psychische und physische Traumata können in unserem Organismus funktionelle Störungen auslösen. So kann z. B. eine Migräne während der Pubertät oder nach einem Schleudertrauma entstanden sein. Die Schmerzen als Symptom werden deshalb in verschiedenen Funktionskreisen untersucht und behandelt. Zudem gibt die körperliche Untersuchung weitere wertvolle Hinweise auf segmentale Zusammenhänge, denn jeder Rückenmarksnerv versorgt ein bestimmtes Segment von Hautareal mit dazugehörigem Organ, Muskeln und Knochen.

Erfahrungsgemäß ist die Behandlung chronischer Beschwerden langwieriger als die akuter Erkrankungen. Analog zu den verschiedenen Selbstregulationsversuchen des menschlichen Körpers wird es hier notwendig, die für die Ursache der Beschwerde verantwortliche hauptsächliche Störung zu beheben. Da es im Laufe der Zeit zu mehreren Störungen im Körper kommen kann, die sich letztlich in einem Symptom äußern, werden die im Körper angehäuften Störungen wie bei einer Zwiebelschale Schicht für Schicht aufgedeckt und integriert.

Wann und wo NeuroIntegrative Medizin entstanden ist

Der neuseeländische Osteopath Dr. Allan Phillips schuf in den 80er-Jahren des 20. Jahrhunderts die Grundlage des neuen Behandlungskonzeptes durch die Verknüpfung der Erkenntnisse aus Anatomie, Physiologie, Neurophysiologie, Osteopathie, Traditioneller Chinesischer Medizin (TCM), Akupunktur, Neuropsychoimmunologie, Stressforschung, Kinesiologie und Neurowissenschaften. Er entwickelte das Neurologische Integrationssystem (NIS) zur Behandlung gestörter Körperfunktionen, bei dem die Kommunikation mit dem Gehirn und die Regulationsfähigkeit des Nervensystems genutzt werden. Das Nervensystem steht im Mittelpunkt der Behandlung, da es alle Körpersysteme miteinander vernetzt und die Information jeder einzelnen Zelle an das Gehirn in einer Rückkopplungsschleife (Feedback-System) weiterleitet. Zudem koordiniert es die Reaktionen des Körpers auf Umweltreize.

Allan Phillips ging davon aus, dass Einflüsse aus der Umwelt wie Strahlung, Geräusche, Licht, Berührungen u. a. zu Störungen der Informationswege zwischen Gehirn und Körper führen können. Diese Störungen wirken sich immer dann negativ auf unser Wohlbefinden aus, wenn unsere Systeme, wie z. B Muskel-, Immun-, Nerven-,

Hormonsystem, oder die Organe mit der Stärke der Reize überfordert sind, was uns im Allgemeinen aber nicht bewusst ist.

Aus dem Neurologischen Integrationssystem hat sich die *Neuro-Integrative Medizin* entwickelt. Die NeuroIntegrative Medizin kann mit anderen Therapieformen und mit Techniken aus der Psychologie sowie mit Beratungen zu Veränderungen des Lebensstils kombiniert werden. Im Unterschied zu anderen Therapierichtungen wie Osteopathie, Physiotherapie und Chiropraktik, die sich auf das schmerzende Endorgan (Gelenk oder Muskel) konzentrieren, betrachtet die NeuroIntegrative Medizin immer das Gesamtsystem. Grundlage dafür ist die enge Vernetzung aller Informationswege zwischen Gehirn und Körper.

Die Herangehensweise der NeuroIntegrativen Medizin

»Das Neurologische Integrationssystem NIS dient der Wiederherstellung der Kohärenz zwischen Gehirn und Körper, damit das Gehirn neurologische, physiologische, emotionale und pathologische Störungen erkennen und selbst beheben kann«. (*Allan Phillips*)

Die NeuroIntegrative Medizin benötigt zur Diagnostik und Behandlung weder Medikamente noch Geräte. Einziges Werkzeug sind die Hände des Therapeuten oder der Therapeutin. Über die Berührung wird z. B. über einem Organ, einem Gelenk oder einer Sehne ein Reiz auf der Haut gesetzt, der die Fehlsteuerung aufdeckt und den Kontakt zum Gehirn herstellt. So öffnet sich der Zugang zu den Störfaktoren, die durch Bluttests, Abhören, Röntgentechniken, Ultraschall etc. nicht hätten diagnostiziert werden können.

Um genauer zu verstehen, was NeuroIntegrative Medizin ist und worin der Unterschied zur konventionellen Medizin besteht, hier ein kurzer Überblick über die unterschiedlichen Herangehensweisen:

Die konventionelle Schulmedizin arbeitet basierend auf Beschwerden. Die Symptome werden durch die Therapeut*innen interpretiert und daraufhin wird ein Behandlungskonzept entwickelt.

Dabei sind die Therapeut*innen auf die Informationen angewiesen, die ihnen ihre Patient*innen schildern. Die Untersuchung konzentriert sich auf bestimmte Bereiche der eingeschränkten Funktion (z. B. das nicht mehr beugbare Kniegelenk), die durch spezifische Korrekturen am Körper, wie z. B. in der Manuellen Medizin und Chiropraktik, oder mit Medikamenten behandelt werden.

In der NeuroIntegrativen Medizin wird der Mensch als funktionelle Ganzheit und nicht nur das Symptom erfasst und behandelt. Denn kein Organ arbeitet für sich alleine. Alle Organe, Drüsen, Muskeln und Gelenke sind untereinander verbunden und kommunizieren miteinander, was auch die *Psychoneuroimmunoendokrinologie* (s. Seite 98) ausführlich erforscht und nachgewiesen hat. Nur in diesem Zusammenspiel können die immens vielschichtigen Aufgaben des Körpers optimal erfüllt werden. Dies ist auch ein Grund dafür, weshalb beispielsweise Störungen des Verdauungssystems Ursachen für Allergien, Hautausschläge, Depressionen u. v. m. sein können. Da ein Spinalnerv sowohl ein Organ, als auch diverse Muskeln, ein bestimmtes Hautareal und Knochenstrukturen versorgt, wird verständlich, warum Beschwerden nicht an der gleichen Stelle ihre Ursachen haben müssen, wo sie auftreten. Deshalb macht es Sinn, gezielt Körperstrukturen und -funktionen zu untersuchen und integrativ zu behandeln.

Ziel der NeuroIntegrativen Medizin ist es, die Regulation in den Körpersystemen wieder herzustellen bzw. zu verbessern. Dabei verstehen wir unter Regulation die ständige und situative Anpassung aller Körperfunktionen zur Aufrechterhaltung der Homöostase, des Gleichgewichts der physiologischen Körperfunktionen. Dies ist die eigentliche Basis für die Wiederherstellung der mentalen und körperlichen Gesundheit.

Im Gegensatz zur Schulmedizin geht die NeuroIntegrative Medizin davon aus, dass die Ursache von Beschwerden und Erkrankungen nicht in kranken Organen, sondern in gestörten Informationswegen, einer fehlerhaften Regulation und einem Ungleichgewicht der Homöostase liegt. Damit ist die alleinige Behandlung des Organs und Gelenks etc., welches von den Beschwerden betroffen ist, nicht zielführend.

So ist es z. B. bei Schmerzen in einem Sprunggelenk eine natürliche Reaktion, die betroffene Extremität zu entlasten. Dabei kann es zu einer Fehlbelastung und Fehlhaltung der gegenüberliegenden Seite kommen und nach einer bestimmten Zeit können dort Schmerzen auftreten, ohne dass dort eine unmittelbare Schädigung besteht. Im Idealfall dauert diese Fehlbelastung nur so lange, bis das ursächliche Sprunggelenk geheilt ist. Wenn es dem Körper aber nicht gelingt, die Belastung zu verlagern und so die Verletzung auszugleichen, weil seine Anpassungsreaktion gestört ist, können Symptome und Beschwerden in weit entfernten Körpersystemen entstehen, die scheinbar ohne Bezug zur ursächlichen Verletzung sind.

Am Beispiel der Rückenmarks- oder Spinalnerven ist dies gut darstellbar. Ein Spinalnerv versorgt ein Organ, diverse Muskeln, ein Hautareal und Knochenstrukturen. Es sind also unterschiedliche Strukturen des Körpers über denselben Nerv verbunden. Beschwerden in einem Organ, Gelenk oder Muskel müssen deshalb nicht dort ihre Ursache haben, wo sie auftreten, sondern können durch Störungen in anderen Strukturen bzw. Geweben verursacht sein, die von demselben Spinalnerv versorgt werden. Viele von Ihnen werden die Situation eines Bandscheibenvorfalls im Lendenwirbel- und Sakralwirbelbereich kennen: Die typischen Beschwerden, Taubheit, Schmerzen, Lähmungen, treten an der Außenseite desjenigen Beines auf, dessen zugehöriger Spinalnerv eingeklemmt ist, wobei der betroffene Muskel und die Haut an sich in Ordnung sind.

Auch beim *Herpes Zoster* liegen die Störungen an einer anderen Stelle, als dort, wo sich die Krankheitsmerkmale zeigen. Die Beschwerden treten nicht an der befallenen Nervenwurzel selbst auf, also am Ausgangsort der Störung im Rückenmark, sondern die typischen und hoch schmerzhaften Hautveränderungen wie Blasen oder Geschwüre zeigen sich auf dem Hautareal, das von *dem* Spinalnerv versorgt wird, an dessen Wurzel sich die reaktivierten (Varizella-Zoster) Viren befinden.

Hormonstörungen können sich durch eine veränderte Ausschüttung bestimmter Nervenbotenstoffe mit Stimmungsschwankungen bemerkbar machen. In diesen Fällen würde eine Psychotherapie ohne Erfolg bleiben, weil sie die Ursache der Stimmungsschwankungen nicht beheben kann.

Unser Körper kann auf veränderte Lebenssituationen unmittelbar reagieren, weil unser Gehirn in der Lage ist, unsere Körperfunktionen wie Körpertemperatur, Wasserhaushalt, Nahrungsverwertung, Salzhaushalt, Hormone oder Ausscheidungen diesen Veränderungen anzupassen. Indem störungsfreies Funktionieren sichergestellt und aufrechterhalten wird, wird »Sicherheit« hergestellt. Diese Anpassungsfähigkeit ist ein Prinzip höchster Ordnung für unseren Körper. Sicherheit ist ein menschliches Grundbedürfnis und hat für alle Menschen höchste Priorität.

Der amerikanische Psychologe Abraham Maslow[4] beschrieb die fundamentalen menschlichen Bedürfnisse zum Erlangen seelischer Gesundheit in einem ganzheitlichen Konzept. Neben den Grundbedürfnissen, die als Lebensgrundlage erforderlich sind, wie ausreichend Wasser, optimale Nahrung, saubere Luft, erholsamer Schlaf, Schutz, Fortpflanzung und Homöostase, bestehen Sicherheitsbedürfnisse wie körperliche und seelische Sicherheit, materielle Grundsicherung, Arbeit, Wohnung, Familie und Gesundheit sowie Bedürfnisse nach Aufmerksamkeit, Zuneigung, Akzeptanz und Wertschätzung.

Der Mensch strebt nach Sicherheit. Solange ein Bedürfnis unerfüllt bleibt, beeinflusst es das Handeln des Menschen und führt zu Unbehagen. Wird dieses Unbehagen unterdrückt oder ignoriert, können Angst, Feindseligkeit und/oder Schuldgefühle aufkommen. Dieser akkumulierte emotionale Schmerz kann zu Depressionen und anderen Krankheiten führen.[5]

Unser Geist inklusive unserer Gedanken, unsere Emotionen und Bedürfnisse sind untrennbar mit unserem Körper verbunden. Beide, Geist und Körper, sind eine nicht trennbare Einheit, ein Fluss der Intelligenz, welche von unseren Entscheidungen, Erfahrungen, Reaktionen und Überzeugungen geprägt ist.

Jedes Symptom kann als Zeichen einer Anpassungsstörung gedeutet werden. Wenn keine krankhaften Vorgänge in einzelnen

Organen, Gelenken oder anderen Strukturen vorliegen, die spezifisch zu behandeln wären, können die Störungen neurointegrativ korrigiert werden, beginnend mit der Struktur, in der sich die Beschwerde zeigt. Die Berührung dieser Struktur und die Frage an das autonome Nervensystem, ob hier eine Störung besteht, geschieht mit dem Muskelfunktionstest, dessen Vorgehensweise und Funktion im Kapitel *Behandlungsablauf und Muskelfunktionstestung* genau beschrieben ist. Das autonome Nervensystem gibt auf den Berührungsreiz die einfache Ja- oder Nein-Antwort.

Ein betroffenes Gelenk kann von außen direkt berührt werden. Bei einem inneren Organ ist das meist nicht möglich. Hier wird über einen Körperpunkt gearbeitet, der aufgrund von anatomischen, physiologischen, neurologischen oder energetischen Zusammenhängen das Organ repräsentiert. Jedes Organ hat dazu entsprechende Muskel- und Wirbelkörperverbindungen, die bei der Behandlung genutzt werden können. So kann z. B. der Magen, der anatomisch unterhalb des Brustbeins lokalisiert ist, über die Haut durch Druck gereizt oder durch Streichen über die Bauchmuskeln (M. rectus abdominis) angeregt werden. Beide Areale werden über denselben Spinalnerv versorgt wie der Magen.

Die Leber wird über ein Streichen der Haut am unteren rechten Rippenbogen oder über beidseitige Kontakte am Brustmuskel (M. pectoralis major) angesprochen.

Ein Patient mit chronisch trockenem Reizhusten z. B., bei dem schulmedizinisch keine fassbare Ursache gefunden wurde und eine länger andauernde Atemtherapie erfolglos blieb, kann eine Blockierung der Brustwirbelkörper haben, die seine Beschwerden unterhält. Schon die Berührung des Hautareals an diesem Körperpunkt führt zu Aktionspotenzialen und elektrischen, magnetischen und chemischen Aktivierungen zwischen Gewebe und Gehirn, sodass der Funktions- und Informationskreis, in dem die Struktur des Gewebes organisiert ist, darauf reagiert.

Um Störungen in den Informationskreisen aufzufinden, sind fundierte Kenntnisse über anatomische, physiologische, pathophysiologische und neurologische Verbindungen zwischen Gehirn und

Körper Voraussetzung. Daher kann die NeuroIntegrative Medizin immer nur so viel leisten, wie die Kompetenz der ausübenden Therapeut*innen es erlaubt. In diesem Punkt unterscheidet sie sich nicht von der Schulmedizin, wo ebenfalls Erfahrung, gute Beobachtung und Intuition eine nicht zu unterschätzende Rolle für das ärztliche therapeutische Wirken spielen.

Zudem arbeitet kein Gewebe für sich alleine. Alle Organe inkl. des Gehirns, der Drüsen, Muskeln und Gelenke, kommunizieren ständig miteinander, weil nur in diesem Zusammenspiel der Körper seine hochkomplexen Aufgaben optimal erfüllen kann.

Wie bereits erwähnt, ist unser Nervensystem dafür verantwortlich, dass sich unsere Körpersysteme durch innere Regulation an die ständigen Veränderungen der Umwelt anpassen können und uns befähigen, über die Interaktion äußerer und innerer Faktoren unsere körperlichen und emotionalen Bedürfnisse zu stillen. Gesundheit ist unter diesem Aspekt ein Zustand der optimalen Anpassung unseres Körpers an seine Umgebung und stellt so eine Sicherheitsstrategie dar. Ein wichtiges Ziel der NeuroIntegrativen Medizin ist die Wiederherstellung von Sicherheit.

Für wen NeuroIntegrative Medizin geeignet ist

Folgende Körpersysteme und deren Störungen können mit der NeuroIntegrativen Medizin behandelt werden[6]:

- Nervensystem (zentrales, peripheres und vegetatives Nervensystem)
- Immunsystem
- Hormonsystem
- Atmungssystem
- Herz-Kreislauf-/ Gefäßsystem
- Lymphsystem
- Verdauungssystem
- Urogenitalsystem

- Bewegungssystem (Muskeln, Sehnen, Faszien, Ligamente, Gelenke)
- Haut und Hautanhangsgebilde
- Emotionales System, Psyche

Viele Beschwerdebilder, die den verschiedenen Körpersystemen zugeordnet sind, können mit NeuroIntegrativer Medizin behandelt werden. Im Folgenden einige Beispiele, die nur einen kleinen Ausschnitt der Anwendungsmöglichkeiten aufzeigen:

Bei Krankheitsbildern, für die in den schulmedizinischen Fächern keine organische Ursache gefunden wird, erhalten Patient*innen oft den Bescheid, es handele sich um eine psychosomatische Erkrankung, die durch Psychotherapie behandelt werden müsse. Funktionelle Störungen als Ursache dieser unklaren Krankheitsbilder bleiben dabei fast immer unberücksichtigt. In der Kardiologie hat mittlerweile die psychische Ebene bei schweren Herzerkrankungen oder Herzoperationen an Bedeutung gewonnen und wird vermehrt in ihren Reha-Konzepten berücksichtigt. Auch hier ist der neurointegrative Ansatz überlegenswert.

Eine psychotherapeutische Behandlung kann oft mühsam und langwierig sein, weil die bewusste Auseinandersetzung mit psychosomatischen Zusammenhängen Widerstände auslösen oder sogar Traumatisierungen reaktivieren kann. Die NeuroIntegrative Medizin, die vorwiegend auf der unterbewussten Ebene arbeitet, ist ein anderer und neuer Behandlungsansatz, denn sie arbeitet über die Körperweisheit, die als Zellgedächtnis in jeder Körperzelle gespeichert und direkt verfügbar ist.

Professionelle Berührungen in der Physiotherapie können gelegentlich unerwartet heftige Reaktionen bei Patient*innen auslösen. Es liegt nahe, dass diese Reaktionen als Erinnerungen an traumatische Erlebnisse auftreten. Tatsache ist, dass schätzungsweise ein Viertel aller Menschen, Frauen und Kinder deutlich mehr als Männer, physischer, psychischer und sexualisierter Gewalt ausgesetzt ist. Alle diese Misshandlungen verankern sich in unserem Gedächtnis, auch dem Zellgedächtnis. Es gibt Studien, die belegen, dass diese Traumatisierungen mit den damit einhergehenden Beschwerden sogar über mehrere Generationen weitergegeben werden[7]. Darüber hinaus wird der Bedarf an Behandlungen traumatisierter Menschen voraussichtlich mit den weltweiten Krisenherden dramatisch weiter anwachsen.

Posttraumatische Belastungsstörungen und typische psychosomatische Erkrankungen sind glücklicherweise nicht mehr mit so viel Scham besetzt und daher der Behandlung besser zugänglich als noch in den 1980er- und 90er-Jahren, wobei psychischen Erkrankungen auch heute noch eine gewisse Stigmatisierung anhaftet.

Bei psychotherapeutischen Behandlungen werden begleitend überwiegend angstlösende und stimmungsaufhellende Medikamente eingesetzt. Hier zeigt sich mittel- bis langfristig ein Ansatzpunkt für die NeuroIntegrative Medizin, um langjährige bis lebenslange Einnahme von Psychopharmaka zu vermeiden. Da psychische und körperliche Beschwerden häufig miteinander verbunden sind, kann die NeuroIntegrative Medizin über die Behandlung körperlicher Fehlsteuerungen ansetzen, um auch psychische Beschwerden zu beheben.

Die steigende Zahl der chronischen Schmerzpatient*innen und derjenigen mit psychischen Störungen wie Burnout, Angststörungen und Depressionen, verdeutlicht eindringlich, dass krankmachende Bedingungen in unserer Umwelt und in unserem Lebensstil zunehmen. Die Schulmedizin reagiert darauf mit modernen Schmerzkliniken, in denen die Patient*innen mittels eines kombinierten, multimodalen Ansatzes mit Schmerzmitteln, Psychopharmaka, Psychotherapie und Verhaltenstherapie behandelt werden. Die energetische Ebene der krank machenden Bedingungen bleibt dabei jedoch unberücksichtigt. Es werden unvermindert Medikamente eingesetzt, die auf biochemischer Ebene die auftretenden Symptome unterdrücken sollen und häufig lebenslang einzunehmen sind. Auch hier sehen wir ein weiteres Einsatzgebiet für die NeuroIntegrative Medizin.

Prinzipiell sind der Anwendung keine Grenzen gesetzt. Geeignet ist die NeuroIntegrative Medizin auch für alle funktionellen Störungen. Selbst Erkrankungen, die eine defekte Struktur, wie z. B. schwere Arthrose, zur Folge haben, sind indirekt oder direkt über Schmerzrezeptoren der beteiligten Muskeln und Organe beeinflussbar.

Vielfach wenden sich Menschen an uns, die von der Schulmedizin keine Hilfe erfahren haben oder erfahren können, weil es sich um seltene Erkrankungen handelt, für die es keine schulmedizinische Behandlung gibt oder Menschen mit unspezifischen und subtilen Beschwerden, für die noch keine klare Diagnosestellung möglich ist. Die Anwendungsdauer und -häufigkeit der NIM-Behandlungen hängt von der Art und der Dauer der Beschwerde ab. Akute Beschwerden lassen sich oft in wenigen Sitzungen behandeln. Chronische Beschwerden erfordern meist einen längeren Behandlungszeitraum.

Das Alter des Menschen spielt für die Behandlung ebensowenig eine Rolle wie das Geschlecht. Sollte eine direkte Behandlung nicht möglich sein, weil der Muskelfunktionstest nicht ausgeführt werden kann, wie z. B. beim Säugling und Kleinkind oder beim alten Menschen, kann über sogenannte Surrogat-Personen gearbeitet werden. Das funktioniert wie in einem geschlossenen Stromkreis, der durch die Beteiligten selbst hergestellt wird, denn ohne den ständigen Elektronenfluss in unserem Körper ist kein Leben möglich. Durch die Berührung mit einem anderen Menschen kommt es zu einem Elektronenfluss über die Haut und es entsteht eine elektrische Verbindung mit dem Gegenüber. Sicher haben Sie selbst schon einmal eine elektrische Aufladung erlebt, wenn Sie mit Gummisohlen über einen Kunststoffboden gelaufen sind. In dem Moment, in dem Sie mit einem anderen einen Händedruck austauschen, entlädt sich die Energie und Sie spüren einen kleinen Stromschlag. Dieses Phänomen des Stromflusses zwischen den Menschen machen wir uns in der Therapie zunutze, indem wir eine Surrogat-Person zur Muskelfunktionstestung zwischen Therapeut*in und den zu testenden Menschen stellen.

Selbst Krebspatient*innen im Endstadium können mit NeuroIntegrativer Medizin unterstützt und begleitet werden. Häufig kann in diesen Fällen die Lebensqualität verbessert werden. Kontraindikationen für die NeuroIntegrative Medizin sind nicht bekannt.

Aus unserer Erfahrung ist eine schnelle Hilfe bei lang bestehenden Beschwerden nicht immer möglich. Die Behandlungserfolge sind u. a. von den Selbstheilungskräften der Patient*innen abhängig, die bei chronischen Beschwerden sowie durch belastende Lebensumstände und/oder durch einen gesundheitsschädigenden Lebensstil häufig stark eingeschränkt sind. Dagegen zeigt sich bei akuten Beschwerden an den Gelenken, bei Rückenschmerzen oder wie im nachfolgenden Beispiel einer Trigeminusneuralgie (Gesichtsschmerz) oft ein zügiger Heilungsverlauf.

➟ Die 30-jährige Patientin ist im neunten Monat schwanger. Seit einer Zahnbehandlung vier Wochen zuvor hat sie eine akute, andauernde Trigeminusneuralgie. Wegen der unerwünschten Wirkungen auf das ungeborene Kind ist die Schmerzbehandlung mit herkömmlichen Schmerzmitteln extrem schwierig. Der behandelnde Neurologe hatte Opiate verordnet, allerdings war auch hier die für das Kind vertretbare Höchstdosis erreicht, ohne dass die Schmerzen erträglich geworden waren. Nach zwei NIM-Behandlungen, in denen die Verschaltungen des Trigeminus-Nerven über schmerzleitende Bahnen behandelt wurden, ist die junge Frau schmerzfrei, was bis heute anhält. Auch das Kind, mittlerweile über ein Jahr alt, ist gesund.

➟ Die 49 jährige Patientin leidet seit langem an Migräne, die im Zusammenhang mit Stress bei der Arbeit auftritt. Sie ist Kinderpflegerin und liebt ihren Beruf. In der Kleinkinder-Gruppe, in der sie arbeitet, herrscht immer wieder Personalmangel, sodass jede Pflegerin eine größere Zahl von Kleinkindern versorgen muss, als ursprünglich vorgesehen. Zusätzlich gibt es akut Spannungen im Team.

Wir arbeiten über das limbische System, das die im Körper auftretenden Emotionen verarbeitet und ihnen Bedeutung gibt. In den folgenden Tagen stellt sich eine deutliche Erleichterung ein, die von der Patientin als ein zunehmend entspannter Umgang mit den Belastungen des Arbeitsalltags empfunden wird. Der Effekt hält bis heute an.

Die Bedeutung der Körperintelligenz

»Are we looking at the cause or is something causing us to look?« (Allan Phillips)

Unser Körper ist ein ganzheitliches System, ein multimodales Netzwerk. Alles ist mit allem vernetzt: Organe, Gelenke, Knochen, letztlich alle Gewebe und das Gehirn. Sie alle kommunizieren untereinander und miteinander u. a. über Nervenverbindungen, die dazu Nervenbotenstoffe und Gewebshormone wie auch den Zellstoffwechsel der vielen Billionen Körperzellen nutzen. Die Verbindungen selbst bestehen über mechanische, elektromechanische, elektrische, elektromagnetische, chemische und thermodynamische Funktionen. Das Nervensystem wiederum verbindet alle anderen Körpersysteme, wie das Immunsystem, das Hormonsystem, das Verdauungssystem und das Herz-Kreislaufsystem, miteinander. So ist unser Körper über das Nervensystem, das auch den Energiefluss koordiniert, von Kopf bis Fuß eng vernetzt.

Kybernetische Hirnforschungen zeigen, dass auf vielen verschiedenen Ebenen basale und übergeordnete, kleine und große Netzwerke synchron zusammenwirken, um Ordnungen im Körper aufrecht zu erhalten und das Überleben zu sichern.[8]

Das können Sie sich folgendermaßen vorstellen: Jeder Gedanke, jedes Gefühl und jede Emotion führt dazu, dass unser Gehirn chemische Substanzen, sogenannte Nervenbotenstoffe, ausschüttet und dabei die Hirnteile miteinander durch die präzise Ausschüttung dieser Nervenbotenstoffe kommunizieren. Die Nervenbotenstoffe funktionieren dabei wie Schlüssel, die immer nur in bestimmte Schlüssellöcher passen. Diese Schlüssellöcher sind die Rezeptoren und befinden sich in den Zellwänden von Nervenzellen (Neuronen).

Die Forschungen in der Psychoneuroimmunoendokrinologie konnten nachweisen, dass die gleichen Rezeptoren, die im Gehirn als Schlüssellöcher fungieren, überall im Körper vorkommen, sodass die Immun- und Verdauungszellen genauso an der Kommunikation beteiligt sind wie die Hormon-, Gefäß- und anderen Körperzellen.

Wir können also keinen Gedanken, kein Gefühl und keine Emotion haben, ohne dass alle Zellen im Körper davon erfahren. Unser innerer Dialog wird ständig von allen Körperzellen registriert. Das bedeutet wiederum, dass alle unsere Zellen denken und kommunizieren können – nicht nur unsere Gehirnzellen, denn sie alle sind in der Lage, die gleichen Botenstoffe zu produzieren wie die Gehirnzellen.

Dieser denkende Körper drückt sich auch umgangssprachlich aus. Wir sprechen von »einem Herzen voller Sorgen«, wenn unsere Herzzellen mit chemischen Substanzen beladen sind, die uns ein Gefühl von Traurigkeit vermitteln. Wenn wir »vor Freude in die Luft springen könnten«, wird unser Körper mit Substanzen überschwemmt, die den Kreislauf und das Immunsystem aktivieren und uns Freude schenken.

Das Gefühl von Freude und Glücklichsein steigert in positiver Weise die Immunaktivitäten und kann zur Heilung beitragen. Angst, Furcht und Zorn fördern andererseits die Ausschüttung von Hormonen wie Cortisol, Adrenalin und Noradrenalin, die die Immunfunktionen unterdrücken. Wenn wir beispielsweise Durst aufgrund eines Wassermangels entwickeln, wird in verschiedenen Körperzellen ein Eiweiß ausgeschüttet (Angiotensin II). Dieses hat die Aufgabe, den Blutdruck zu erhöhen, indem Gefäße verengt werden, die sympathische Aktivität des autonomen Nervensystems gesteigert und gleichzeitig die Ausscheidung von Wasser und Mineralien über die Nieren reduziert wird. Diese systemischen Maßnahmen führen dazu, dass sich das Volumen des Blutes und damit der Blutdruck erhöht und die Organe stärker durchblutet werden, bis wir auf der Suche nach Trinkwasser erfolgreich sind. Dieses hochkomplexe synchrone Zusammenspiel aller Körperzellen wird gewährleistet, indem alle benötigten chemischen Substanzen bedarfsgerecht zum richtigen Zeitpunkt am richtigen Ort im Körper bereitgestellt werden. Diese allgegenwärtige Intelligenz, die sich gleichzeitig im ganzen Körper ausbreitet, ist die Körperintelligenz.

Eine andere Beschreibung der Körperintelligenz lieferte der Neurochirurg Wilder Penfield. Er führte bei seinen Operationen am offenen Gehirn der Patienten systematische Untersuchung von Hirnregionen mit dem Ziel durch, ihre Gesetzmäßigkeiten und Funktionen zu erkennen. Dabei gelang es ihm, durch Applikation schwacher elektrischer Ströme spontane Bewegungen zu provozieren. Interessanterweise konnte er immer nur den Befehlsempfänger im motorischen Gehirnareal (Cortex) lokalisieren, der den Befehl ausführte, jedoch nicht den Befehlsgeber. Der Befehlsgeber war nicht lokalisierbar. Er ist wie der Denker hinter dem Gedanken, der nicht lokalisierbare Geist, aus dem die Natur entstanden ist. Diese dynamische komplexe Vernetzung des menschlichen Körpers bildet für die NeuroIntegrative Medizin die Grundlage der Körperintelligenz.

In der Schulmedizin sind die Therapeut*innen auf die Informationen angewiesen, die sie verbal von den Patient*innen erhalten. In der NIM-Behandlung wird über das Gehirn die körpereigene Intelligenz nach der Ursache der Beschwerden gefragt. Dank der körpereigenen Intelligenz weiß das Gehirn, wo Störungen im Körper bestehen, die nicht mehr unter Kontrolle sind und somit Stress im Körpersystem auslösen, denn Krankheit ist die Folge einer multikausalen Fehlsteuerung im Körper.

Wie sich die Körpersysteme regulieren, ist wiederum abhängig von der Umwelt, in der wir leben und davon, wie wir die Umwelt, die vorwiegend über unsere Sinnesorgane und folglich über unsere Hirnnerven wahrgenommen wird, erleben.[9] Die *Kohärenz* der Körpersysteme wiederherzustellen und unsere Anpassungsfähigkeit an unsere jeweiligen Umweltbedingungen zu verbessern, ist dabei ein Ziel der NIM-Behandlung. Die Physik beschreibt Kohärenz als die Eigenschaft von Wellen, die sich überlagern und sich in ihren *Nulldurchgängen* treffen. Für die NIM-Behandlung bedeutet dieses Phänomen, dass alle Systeme im Körper umso besser untereinander kommunizieren können, je gleichförmiger die im Körper ausgesandten Frequenzen sind; das heißt, je kohärenter die Frequenzen im Körper schwingen, desto besser kann Selbstheilung ermöglicht werden.

Da die Ursache der Beschwerden weit entfernt von den auftretenden Symptomen liegen kann, konzentriert sich die NIM-Behandlung nicht nur auf das Symptom, sondern arbeitet in sogenannten

Funktionskreisen mithilfe der Körperintelligenz. Durch gezielt gesetzte Berührungsreize an spezifischen Körperarealen kann geprüft werden, ob die Verbindung über die Kommunikationssysteme (Konnektivität) des Körpers funktioniert. So können beispielsweise Rückenschmerzen durch eine Störung des Iliosakralgelenkes ausgelöst werden. Ebenso kann durch eine Funktionsstörung des Kiefergelenkes das Iliosakralgelenk beeinträchtigt sein, da diese Gelenke wechselseitig miteinander verbunden sind. So können auch sehr komplexe Beschwerdebilder mit dieser neuen und zeitintensiven Herangehensweise mittels neurofunktionaler Diagnostik und Therapie behandelt werden.

Das Salutogenese-Konzept

Im Gegensatz zum pathogenetischen Ansatz[10] der Schulmedizin, in dem versucht wird, die Entstehung von Krankheit zu erklären, arbeitet die NeuroIntegrative Medizin mit einem salutogenetischen Ansatz, der die Gesundheit in den Mittelpunkt stellt. Das Salutogenese-Konzept, das sich mit der Frage befasst, wie Gesundheit entsteht, geht auf den Medizinsoziologen Aaron Antonovsky[11] zurück. Er untersuchte die Wechselwirkungen, die zur Entstehung und Erhaltung der Gesundheit führen. Chronischer Stress wurde hier als der größte Störfaktor ausgemacht. Ausschlaggebend war ferner, wie wir mit den Stressoren aus unserer Umwelt umgehen, welche Gedanken und Gefühle uns bewegen und welche Handlungsmöglichkeiten wir uns eröffnen. Gesundheit ist also mehr als die Abwesenheit von Krankheit. Nicht die Reduktion von Risikofaktoren allein spielt hier eine Rolle, sondern vielmehr, wie Schutzfaktoren (Ressourcen) aufgebaut und genutzt werden können, die unsere Gesundheit stärken. Die moderne Wissenschaft spricht hier von Resilienz.

Dabei können sich die salutogenetische und die pathogenetische Sichtweise bei der Behandlung sehr gut ergänzen, denn ein präventiver Ansatz zur Vermeidung von Krankheiten ist mindestens genauso wichtig wie die Behandlung einer entstandenen Krankheit.

Wir Menschen sind biologische Organismen in offenen Systemen, in denen permanent Information hinein und heraus fließt. Offene Systeme kennzeichnet, dass sie sich verändern können und einem ständigen Wandel unterzogen sind. Geschlossene Systeme dagegen sind statisch und unfähig zu Wachstum und Veränderung, weil eben keine Information hinein oder heraus gelangen kann. Über den fortwährenden Austausch von Informationen, der hauptsächlich über unsere Sinne erfolgt, stehen wir in stetiger Wechselwirkung mit unserer Umwelt. Unser Körper nimmt diese Informationen auf und verarbeitet sie mittels Signalübertragung im Nervensystem, dessen Hauptaufgabe die Verarbeitung und Steuerung der Informationsprozesse ist. Die Regulationsfähigkeit des Körpers ist somit optimal gegeben. So können wir bei heißen Temperaturen über das Schwitzen die Körpertemperatur reduzieren, um nicht durch Überhitzung zu sterben oder wir können in Gefahrensituationen über die Ausschüttung von Adrenalin und anderen Hormonen reflexartig mit Flucht oder Angriff reagieren und so unser Überleben sichern.

Die Anpassungsfähigkeit an die verschiedensten Herausforderungen unserer Umwelt baut auf der Regulationsfähigkeit unserer Körpersysteme auf. Dazu sind komplexe, eng miteinander verwobene Netzwerke in unserem Körper notwendig, die sowohl kurzfristig in Sekundenbruchteilen reagieren können, als auch zu langfristigen Anpassungen an die gegebene Situation befähigen.

Die NeuroIntegrative Medizin macht sich diese Tatsache in Bezug auf ihren salutogenetischen Ansatz zunutze. Über die Reizsetzung an bestimmten Körperarealen wird das Gehirn angeregt, die notwendigen Korrekturen in den Informationsprozessen einzuleiten, damit alle Körperfunktionen wieder optimal miteinander kommunizieren können und Selbstheilung initiiert werden kann.

Bereits um 1850 hatte der französische Physiologe Claude Bernard[12] eine gewisse Unabhängigkeit des Organismus von den Schwankungen in der Umwelt beobachtet und führte den Begriff »inneres Milieu« ein.[13] Der US-amerikanische Physiologe Walter Cannon studierte in den 1930er-Jahren die biologischen Regulationsvorgänge im Menschen, die unabhängig von großen Schwankungen in der Außenwelt relativ konstant gehalten werden, und prägte dafür den Begriff der Homöostase (Gleichstand), der in der Physiologie ein sich ständig anpassendes Gleichgewicht beschreibt, das als ein essenzielles Prinzip für die Lebenserhaltung und Funktion von Organismen dient. Ein Beispiel dafür ist unser Blutdruck und seine Fähigkeit, sich selbst zu regulieren. Bei zu hohem oder zu niedrigem Blutdruck geht der Organismus dazu über, sogenannte *gegenregulatorische* Maßnahmen einzuleiten, um die Homöostase wieder herzustellen, indem er die Venen erweitert oder verengt oder die Herzfrequenz erhöht oder senkt.

Walter Cannon[14] beobachtete in seinen Studien auch den Einfluss der Emotionen auf physiologische Reaktionen und beschrieb, wie die Energiereserven des Organismus durch eine Umstellung des Stoffwechsels mobilisiert werden, damit die Muskelarbeit für eine Flucht- oder Kampfreaktion optimal bereit steht. Er war der Vorreiter der Stressforschung, denn die Anpassungsreaktion in Stresssituationen, die in Vorzeiten einen evolutionären Überlebensvorteil brachte, führte schon in der zivilisierten Welt zu Zeiten Cannons bei anhaltendem Stress zu Fehlregulierungen im Körper. Es gab damals schon kaum mehr sozialen Raum, um den Stress abzureagieren.

Der New Yorker Kardiologe Herbert Benson[15] war einer der Pioniere auf dem Gebiet der Körper-Geist-Medizin, der die Kraft und die Wirkung der Gedanken auf den Körper erforschte. Er gründete das erste Institut für Mind Body Medicine. Mittlerweile wissen wir auch durch die Erforschung des Placebo-Effektes, wie machtvoll die Wirkung unserer Gedanken auf unseren Körper sein kann.[16] Gedanken steuern physiologische Reaktionen und bestimmen die Stoffwechselprozesse des Körpers mit. Wenn wir fröhlich und glücklich sind, werden im Körper andere Botenstoffe ausgeschüttet als wenn wir traurig oder wütend sind. Der ganze Stoffwechsel ist somit gekoppelt an unser Fühlen und Denken. Diese frühen Studien zeigen die Untrennbarkeit von Körper und Geist, insbesondere in Bezug auf die Erhaltung und Wiederherstellung von Gesundheit, wie es im salutogenetischen Ansatz der NeuroIntegrativen Medizin zum Ausdruck kommt.

Der Behandlungsablauf und die Muskelfunktionstestung

Der Behandlungsablauf

Die Behandlung in der NeuroIntegrativen Medizin ist eng verbunden mit der Diagnostik. Beides ist nicht voneinander zu trennen. Aus unserer Erfahrung hat sich folgendes Vorgehen bewährt:

- Ausführliches Gespräch über die Beschwerden und Erhebung der Vorgeschichte
- Evtl. Einsichtnahme in vorliegende medizinische Befunde
- Körperliche Untersuchung
- Neurointegrative medizinische Behandlung

Wie vor jeder ganzheitlichen medizinischen Behandlung ist es hilfreich, die medizinische, neurologische, soziale und psychologische Vorgeschichte der Patient*innen zu kennen und ihre Lebensumstände zu erfassen. Die Faktoren aus all diesen Bereichen beeinflussen positiv wie negativ die körperliche und seelische Gesundheit.

Da emotionale und körperliche Reaktionen nicht voneinander zu trennen sind, findet ihr Zusammenspiel in der NeuroIntegrativen Medizin eine besondere Beachtung. Welche wesentliche Rolle das geistige und soziale Umfeld eines Menschen für den Krankheitsverlauf spielt, konnte die Psychoonkologie bei Frauen mit Brustkrebs nachweisen. Frauen, die in einem starken sozialen Netz eingebunden sind, haben bedeutend bessere Überlebenschancen als Frauen, die die Krankheit im Wesentlichen alleine meistern müssen.[17] Ärzt*innen haben auch vor den Zeiten der Apparatemedizin ihre Patient*innen als soziale Wesen in ihrem persönlichen Umfeld gesehen. Der Hausarzt oder die Hausärztin in der unmittelbaren Nachkriegszeit, also in den 1950er- und 60er-Jahren, wussten über die sozialen und psychischen Umstände und Lebenssituationen in den Haushalten, die sie regelmäßig besuchten, sehr gut Bescheid. In ländlichen Regionen war das vor nicht allzu langer Zeit auch noch der Fall.

Für die NeuroIntegrative Medizin bildet die Einheit von Körper, Geist und Seele auch heute noch die Basis zur Wiederherstellung der Integrität des Menschen und seiner Gesundwerdung (Salutogenese).

Die Ausbildung von Symptomen findet nicht zufällig statt, sondern ist die Folge von bestehenden Funktionsstörungen. Je länger diese anhalten, umso komplexer kann sich das Beschwerdebild ausprägen. Als Therapeut*innen suchen wir die Schnittstelle aller Symptome, um deren Verbindung untereinander zu verstehen.

Bei einer Patientin mit Migräne, Hautausschlag und Verstopfung z. B. suchen wir den Zusammenhang zwischen den geschilderten Symptomen:

- Gibt es eine physiologische, immunologische oder emotionale Komponente?
- Ist die Migräne bedingt durch einen Energiemangel?
- Ist die Aufnahme von Makro- und Mikronährstoffen im Darm behindert, was Ursache für einen Energiemangel sein kann?
- Ist die Entgiftungsfunktion des Darmes intakt oder muss diese über die Haut kompensiert werden, was sich als Hautausschlag manifestiert hat?

Diese und weitere Fragen stellen wir an den Körper über die Reizsetzung, die bereits im Kapitel *Wie Beschwerden und Störungen überprüft werden* beschrieben ist.

Gerade bei lang andauernden Beschwerden versucht unser Körper, ein neues Gleichgewicht zu finden, um die Störung zu kompensieren. Dann kann es vorkommen, dass der Muskelfunktionstest manchmal keine Störung anzeigt. Damit eine Weiterbehandlung erfolgreich sein kann, muss geklärt werden, ob die Beschwerden nicht durch Schmerzen an einer anderen Körperstelle, oder durch Stress, oder z. B. durch Schonung eines Gelenks überdeckt werden.

➟ Dazu das Beispiel einer Patientin, die seit längerer Zeit regelmäßig joggen geht und bei der nach fünf Kilometern Laufstrecke Knieschmerzen auftreten. Die Testung des Kniegelenkes in der neurointegrativen Untersuchung zeigt anfänglich keine Auffälligkeiten. Erst die kontinuierliche Bewegung des Kniegelenkes unter gleichzeitiger Visualisierung der Laufstrecke zeigt eine Störung in Verbindung mit Überlastung der Wadenmuskulatur und der Achillessehne. Die anschließende Behandlung der bestehenden Funktionsstörungen ergibt eine anhaltende komplette Beschwerdefreiheit unter Belastung beim Joggen.

Der Muskelfunktionstest

Grundlegend für die Körperarbeit in der NeuroIntegrativen Medizin ist die Annahme, dass der Körper zur Selbstheilung fähig ist. Ein äußerer Reiz erzeugt eine Reaktion im Inneren. Die Störung, die sich dabei zeigt, wird durch die Behandlung aufgelöst.

Der Muskelfunktionstest dient als körpereigenes Biofeedback-System, durch das sich Störungen im Körper- bzw. im Energiesystem orten und über das sich Umweltstressoren ermitteln lassen. Er macht sichtbar, was im Körper geschieht, indem er auf einen spezifischen Stimulus mit einer einfachen Ja- oder Nein-Antwort reagiert. Dieser Stimulus kann ein sensorischer Berührungsreiz eines Hautareals sein, die Aktivierung der Riechzellen durch ätherische Öle, der Gehörbahn durch Geräusche oder der Sehbahn durch visuelle Reize mit Farben, Bildern oder Schriftstücken.

Der Muskelfunktionstest ist das wichtigste Handwerkszeug in der Kinesiologie, der *Lehre von der Bewegung*. Die Bewegung bezieht sich dabei sowohl auf die Muskelbewegungen als auch auf die durch die Muskelbewegung oder durch spezielle Reize ausgelösten energetischen Bewegungen in unserem Innern. Organismen haben gelernt, in Bruchteilen von Sekunden äußere Reize aufzunehmen und zu bewerten, eine evolutionäre Fähigkeit, die das Überleben sichert. Dabei spielt es keine Rolle, ob der »Reiz« ein möglicher

Feind, ein unverträgliches Nahrungsmittel, ein Gedanke oder ein Gefühl ist.

Da auch in der Sichtweise der Kinesiologie alle unsere Ebenen und Systeme miteinander vernetzt sind, ist es das Ziel, eine innere energetische Balance herzustellen. Dem autonomen Nervensystem kommt dabei als Hauptaufgabe zu, ein konstantes inneres Milieu, die sogenannte Homöostase, aufrechtzuerhalten. Organisiert ist das autonome Nervensystem in einem sympathischen und einem parasympathischen Teil. In Stressreaktionen werden vorwiegend die sympathischen Nervenfasern aktiviert, was zu einer veränderten Muskelspannung führt, die mittels Muskelfunktionstest nachgewiesen werden kann. So lassen sich durch den Muskelfunktionstest Veränderungen im autonomen Nervensystem anzeigen.

Eine Stressreaktion führt durch die vermehrte sympathische Aktivierung des autonomen Nervensystems u. a. zu Gefäßverengungen in Organen, die für eine Flucht- oder Kampfreaktion in Stressphasen nicht benötigt werden. Bei einer gestressten Person kann so z. B. die Durchblutung des Darms vermindert werden. Dadurch kann ein Berührungsreiz an dem Körperpunkt, der dem Darm zugeordnet ist, den Muskelfunktionstest verändern.

Der getestete Muskel ist wiederum über Bindegewebe, Faszien, Sehnen und über das Nerven-, Hormon- und Immunsystem (neuroendoimmunologische Verbindung) mit dem ganzen Körper und seinem Körpergewebe verbunden. Deshalb kann bei Stressreaktionen auch eine direkte Reaktion an den Muskelspindeln gemessen werden. Das Gehirn ist dabei unsere Schaltzentrale, in der alle Informationen zusammenlaufen. Es steuert und reguliert über das Unterbewusstsein alle Informationen und Energieflüsse in unserem Körper und passt dessen Funktionen anhand gespeicherter Erlebnisse, Lernerfahrungen, Glaubenssätze und Emotionen an die jeweiligen Bedingungen und Herausforderungen an.

Das Ehepaar Florence Peterson-Kendall und Henry Otis Kendall erarbeitete ein System von Muskelfunktionstests, bei dem jeder Muskel einer spezifischen Bewegung als Hauptmuskel zugeordnet wird.[18] Ein Meilenstein in der manuellen Muskeltestung, auf dessen

Basis George Goodheart[19] die Angewandte Kinesiologie entwickelte. Goodheart entdeckte die Verbindung zwischen Muskeln und dem Meridiansystem aus der Traditionellen Chinesischen Medizin (TCM) und dass jedem Muskel ein spezieller Meridian und dessen Funktion zugeordnet ist. So konnte er bei schwach testenden Muskeln über die Meridianverbindung auf Organfunktionsstörungen schließen und diese behandeln.

Der Neurologe Sir Henry Head[20], Entdecker der Organ-Haut-Reflexe (Head´sche Zonen), erforschte, welche Hautareale und Zonen des Unterhautbindegewebes, sogenannte Dermatome, den Organen zuzuordnen sind. So ließ sich durch Stimulieren einer bestimmten Hautstelle ein Reiz an einem topografisch entfernten Organ auslösen. Auf dieser Grundlage konnten gestörte Organfunktionen diagnostiziert und die Störung über reflektorische Therapien behandelt werden.

Der Kardiologe Sir James Mackenzie[21] entdeckte die »reflektorischen« Beziehungen zwischen einem Organ (Enterotom), einem Muskel (Myotom[22]) sowie einem Hautareal (Dermatom), die gemeinsam von demselben Rückenmarksnerven (Spinalnerven) versorgt werden (s. Abbildung 01). Das bedeutet, dass der Körper in Segmente gegliedert werden kann[23] und alle Rezeptoren in unserer Haut über das sensorische Nervensystem direkt mit dem Gehirn verbunden sind.

Der Osteopath Frank Chapman[24] arbeitete mit Reflexpunkten am Körper, die in Verbindung zum nervalen und lymphatischen System stehen. Dabei beobachtete er, dass sich durch Massage dieser Punkte (Lymphdrainage) der Lymphfluss in den zugeordneten Organen anregen lässt. Diese *neurolymphatischen* Punkte sind tastbar und können sehr schmerzhaft werden, wenn das ihnen zugeordnete Organ eine Funktions- bzw. Stoffwechselstörung aufweist, da sie mit der Haut, der Muskulatur, den Faszien, Gelenken und der Knochenhaut verknüpft sind.[25] Werden nun diese neurolymphatischen Punkte durch eine Stressreaktion aktiviert, reagiert der sympathische Teil des autonomen Nervensystems mit einer verminderten Durchblutung des gestressten Organs und der daran angeschlos-

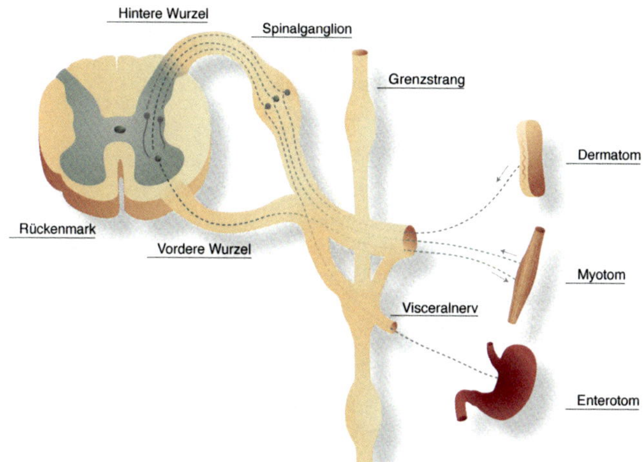

Abb. 01:
Spinalnerv mit reflektorischen Beziehungen zwischen Organ-, Muskel- und Hautareal

senen Dermatome, Myotome, Arthrotome (Gelenke) und Sklerotome (Knochenabschnitte). Gleichzeitig werden bei der Behandlung die Muskel- und Faszienverhärtungen, Knochenhautveränderungen (Periostreaktionen) sowie Bindegewebszonen an der Haut ertastbar.

Alle diese Wissenschaftler*innen experimentierten an einem neuen medizinischen Konzept und veränderten durch ihre Forschungen unser Bewusstsein und unsere Sichtweise auf den Körper. Dieser funktioniert eben nicht, wie im Newton'schen Sinn, als ein rein materielles, mechanistisches Konstrukt, sondern ist nach aktuellen Forschungen aus der Quantenphysik und Neuromedizin ein fast ausschließlich aus hochschwingender Energie bestehendes System.[26] Dieses Immaterielle, Unstoffliche lässt sich mit den derzeitigen Messverfahren noch nicht bestimmen.

Das mutet auf den ersten Blick eher unwahrscheinlich an, wenn wir uns selbst betrachten. Wenn Sie jedoch einen Physiker fragen, woraus das materielle Universum oder ein Körper besteht, wird er wahrscheinlich antworten: aus atomaren Teilchen, die wiederum aus Energie und Information, also aus schwingenden Feldern, bestehen. Der Körper, nun durch eine Quantenbrille betrachtet, wäre eine riesige Leere. In der Lehre des Ayurveda wurde der Körper schon immer als ein Raum voller nichtmaterieller Intelligenz gesehen, was den heutigen Erkenntnissen der Quantenphysik ziemlich nahe kommt.

Grundsätzlich geklärt und nachgewiesen ist, dass über das Nervensystem alle Zellen des Körpers miteinander verbunden sind und so miteinander kommunizieren. Reize auf der Haut, an den Muskeln, den Organen oder Knochen werden über das sensorische Nervensystem an den sensomotorischen Cortex[27] unseres Gehirns (s. Abb. 07 – Seite 94) weitergeleitet und dort verarbeitet. Diese besondere Kommunikationsform ermöglicht eine neue Art der Diagnostik und Behandlung, da sie uns Einblicke in unser Körpergeschehen gewährt, die sich normalerweise unserer Wahrnehmung entziehen.

Würde ich Sie beispielsweise verbal fragen, ob die Menge an Magensäure für Ihren aktuellen Verdauungszustand ausreichend produziert wird, werde ich sicher keine genaue Auskunft erhalten. Unser Gehirn jedoch steuert und reguliert in jeder Millisekunde alle Körperzellen mit allen ihren biochemischen und biophysikalischen Prozessen und alle Körperfunktionen, ohne dass wir es bewusst wahrnehmen. Die meisten dieser Prozesse geschehen automatisch ohne unser Zutun, z. B. wie oft unser Herz in der Minute schlägt oder wie oft und wie tief wir ein- und ausatmen. Müssten wir unser Körpergeschehen permanent bewusst kontrollieren, wären wir schlicht komplett überfordert. Unser Gehirn weiß also in jeder Sekunde über alle Körperprozesse und -zustände Bescheid und kennt auch den aktuellen Stand der Magensäure, würden wir nonverbal über Berührungsreize in der NIM-Behandlung danach fragen.

Dieses Körperbewusstsein ist unserem kognitiven Bewusstsein weit überlegen, denn die körpereigene Intelligenz sichert uns unsere Existenz, während wir uns kognitiv bewusst mit anderen Themen beschäftigen können. Wie die Situation mit der heißen Herdplatte, von der wir die Hand reflexartig zurückziehen, sobald wir die Hitze über unsere sensorischen Rezeptoren wahrnehmen: Das geschieht nicht als bewusste Entscheidung, sondern passiert als unbewusster

Reflex und ist in unserem Körperbewusstsein verankert. Mit dem Muskelfunktionstest befragen wir genau dieses Körperbewusstsein.

Bei der Muskelfunktionstestung werden verschiedene Prozesse aktiviert: Die bewusste Anspannung des Muskels wird über den Präfrontalen Cortex des Gehirns unter Einfluss des Kleinhirns gesteuert, die Regulation der Muskelvorspannung durch das autonome Nervensystem. Das autonome Nervensystem spielt bei der Muskelfunktionstestung eine wichtige Rolle im Biofeedback-System des Körpers. Sobald im Körper ein physischer, chemischer oder emotionaler Stress entsteht, geht diese Information an das autonome Nervensystem, das die Information an das limbische System zur Bewertung der Situation weiterleitet.

Das limbische System ist eng an den Hypothalamus gekoppelt, der entsprechende Botenstoffe freisetzt, damit sich der Körper an die jeweiligen Gefahrenbedingungen, Alarmbereitschaft oder Entspannung anpassen kann. So werden in einem Alarmzustand durch eine veränderte Ausschüttung an Botenstoffen aus dem Hypothalamus in Sekundenschnelle die Körperfunktionen wie Blutdruck, Atemfrequenz und Muskeltonus an die Situation angepasst, um das Überleben zu sichern. Diese Reaktion auf Stress geht immer mit einer Aktivierung der Achse »Hypothalamus – Hypophyse – Nebenniere« einher, um adäquat auf Kampf- oder Fluchtimpulse, die normalerweise durch Stressfaktoren ausgelöst werden, zu reagieren. Das löst im sympathischen und parasympathischen Anteil des autonomen Nervensystems letztlich auch die Veränderungen im Muskeltonus aus, die über die Muskelfunktionstestung sichtbar werden. So erhalten wir über den Muskeltonus ein sogenanntes Biofeedback, indem die biologischen Funktionen des Körpers aktiviert werden.

Durchführung des Muskelfunktionstests

Der Muskelfunktionstest kann im Stehen, Sitzen oder Liegen durchgeführt werden, wobei vorzugsweise die liegende Position gewählt wird, um die Patient*innen in einen möglichst entspannten

Zustand zu bringen. Grundsätzlich lassen sich alle Muskeln testen. Meist dient ein sogenannter Indikatormuskel dazu, die Störung im Körper anzuzeigen. Das ist ein einfach zugänglicher und gut testbarer Muskel, wie z. B. der Deltamuskel (M. deltoideus anterior oder M. deltoideus medius), der über dem Schultergelenk liegt.

Um sicherzustellen, dass sich ein Muskel auch als Biofeedback-System eignet, wird vor der Behandlung mit dem Muskelfunktionstest geprüft, ob der Muskel in der Lage ist, einem sanften Druck standzuhalten. Das ist kein Krafttest, sondern er stellt fest, ob eine Biofeedback-Reaktion möglich ist. Dazu muss der Muskel dem ansteigenden Testdruck des Therapeuten bzw. der Therapeutin mit gleichem Gegendruck bzw. entsprechender Spannung gegenhalten. Der angewandte Druck wird dabei an die zu testende Person angepasst; Kinder und ältere Menschen werden mit weniger Druck getestet. Der Arm des Patienten oder der Patientin darf dabei nicht ermüden.

Geprüft wird auch, ob die physiologische Reaktion des Indikatormuskels normal und gesund ist. Dabei wird der Indikatormuskel in Längsrichtung des Muskelfaserverlaufes zusammengekniffen. Als physiologische Reaktion wird dem Gehirn eine höhere Spannung der neuromuskulären Spindelzellen gemeldet. Diese spezialisierten Nervenzellen, die sich in Faserrichtung im Muskelbauch befinden, messen den Spannungszustand des Muskels. Durch ein Dehnen des Muskelbauches wird der zuvor zusammengekniffene Muskel wieder *entstresst* und er testet *stark*. Der entsprechende Muskel weist also eine normale Muskelfunktion auf und eignet sich als Indikatormuskel. Ist die Reaktionsfähigkeit der Muskelfunktion eingeschränkt, also *schwach* testend, muss ein anderer Indikatormuskel gewählt werden.

➟ Durchführung im Liegen:

Sie liegen entspannt auf der Untersuchungsliege. Gewöhnlich wird der Muskelfunktionstest am ausgestreckten Arm durchgeführt, der senkrecht nach oben gestreckt wird. Der Ellenbogen ist dabei ebenfalls gestreckt. Der Therapeut oder die Therapeutin steht an der Seite der Untersuchungsliege und nimmt mit seiner bzw. ihrer Hand Kontakt kurz unterhalb Ihres Handgelenks auf. Dann drückt die Hand Ihren Arm mit einem leichten, langsam und stetig ansteigenden Druck nach unten. Dabei werden Sie aufgefordert, den Arm gegen den Widerstand stabil in der Position zu halten. Der Druck muss dabei entsprechend an Ihre körperliche Konstitution angepasst sein.

Je nach Beschwerdebild werden nun mit der Hand des Therapeuten oder der Therapeutin Berührungsreize an gezielten Stellen des Körpers, wie an Organen, Muskeln, Sehnen, Faszien, Gelenken, Hirnnerven, Schädelnähten, Hautarealen, Pulsen (aus der TCM) oder Akupunkturpunkten, gesetzt. Bei Kopfschmerzen z. B. werden Hirnnerven, Halswirbelkörper, Zähne, Kiefergelenk, Schädelnähte und Organe getestet. Wenn Sie der Stimulus stresst, wird Ihr Arm schwach. Dies ist ein Hinweis auf eine Störung in der zugehörigen Körperregion. Der schwach werdende Arm ist also die Antwort des Körpers über das Biofeedback, die sehr schnell und kurz erfolgt.

Um eine akkurate Antwort zu erhalten, müssen Ihre und die Intention des Therapeuten bzw. der Therapeutin übereinstimmen und letztere in ihrer Einstellung während des Testens offen und erwartungsfrei bleiben.

So können mit dem Muskelfunktionstest strukturelle, biophysikalische und biochemische Abweichungen im Körper nicht-invasiv diagnostiziert werden.

➠ Ein Patient, der z. B. unter Knieschmerzen leidet, dessen Kniegelenk jedoch keine Funktionsstörung zeigt, kann eine strukturelle Verschiebung des Beckenringes aufweisen. Dadurch verändert sich die Muskelspannung im Bein, die durch ungünstige Zugwirkung den Knieschmerz auslöst. Das Kniegelenk ist hier nur das »schwächste« Glied in der Kette, das unter dieser Zugwirkung leidet und in seiner Funktion beeinträchtigt wird. Die Ursache der Beschwerden kommt von der Fehlstellung des Beckens. Sobald die strukturelle Fehlstellung behoben ist, lässt die Muskelspannung nach und das Kniegelenk ist entlastet. Je nachdem, wie lange die Fehlhaltung bereits andauert, kann bei einer erst kürzlich aufgetretenen Störung sofort eine Schmerzreduzierung auftreten. Im Gegensatz dazu müssen sich bei länger anhaltenden strukturellen Fehlhaltungen erst die entstandenen Entzündungen zurückbilden, bevor die Schmerzen spürbar nachlassen.

➡ Eine andere Patientin mit Knieschmerzen hat keine strukturellen Auffälligkeiten. Die Muskelfunktionstestung zeigt keine Funktionsstörungen im Knie, weist aber auf eine gestörte Gallenblasenfunktion hin. Nach behandelter Funktionsstörung der Gallenblase verschwindet der Knieschmerz. Hier wird sichtbar, wie eine biochemische Störung eines Organs auch zu Gelenkschmerzen führen kann, wenn diese Gelenke über Energieflüsse bzw. Meridiane mit dem Organ verbunden sind.

II. Die Wissenschaft hinter der NeuroIntegrativen Medizin

Die Medizin kennt verschiedene Heilansätze. So arbeitet die Schulmedizin beispielsweise mit Medikamenten, die die Symptome unterdrücken, um damit eine akute Gefahrensituation schnellstmöglich abzuwenden oder um die Folgegefahren einer chronischen Erkrankung, wie beispielsweise eines permanent erhöhten Blutdrucks, zu vermeiden.

Ein weiterer Ansatz ist die *orthomolekulare* Medizin, die die Verabreichung von Mikronährstoffen ins Zentrum der Behandlung stellt, um physiologische Prozesse im Körper zu unterstützen. So kann z. B. Zungenbrennen von einem Vitamin B12-Mangel ausgelöst sein und durch alleinige Gabe von Vitamin B12 behoben werden. Vitamin B12 ist ein wichtiger Mikronährstoff im Zentralen Nervensystem, ohne den bestimmte Funktionen nicht ablaufen können.

Ein dritter Ansatz ist die *Regulationsmedizin*. Dazu gehören die Akupunktur, die Homöopathie und die NeuroIntegrative Medizin.

Dieser Ansatz der Medizin sieht den Körper als ein hochintelligentes Vehikel für unseren Geist, der für uns arbeitet, um gesund zu werden bzw. zu bleiben und um das innere Gleichgewicht wieder herzustellen. In der Regulationsmedizin haben wir das Ziel, den Körper immer wieder in die für ihn optimale Balance zu bringen. Die Schulmedizin sagt, um dieses optimale Gleichgewicht zu erlangen und gesund zu sein, müssen wir auf uns selbst aufpassen. Das Geheimnis einer lebenslangen guten Gesundheit ist möglicherweise das Gegenteil: Wir müssen unserem Körper erlauben, auf uns aufzupassen.

Die moderne Medizin weiß nur einen Bruchteil dessen, was unser Körper instinktiv weiß. In Wirklichkeit heilen die Mediziner*innen nicht ihre Patient*innen, sondern erleichtern im Optimalfall dem Körper die Heilungsarbeit und fügen hinzu, was ihm für die Selbstheilung fehlt.

Der Körper ist ein intelligenter Organismus mit einem Gehirn, das als oberste Schaltzentrale fungiert und uns ein Leben lang versorgt. Das Gehirn und sein zentrales Nervensystem senden einen konstanten Fluss von Informationen und interagieren dabei in sogenannten Rückkopplungsschleifen. Eine Seite der Rückkopplungsschleife läuft automatisch. Die andere Seite wird beeinflusst von unserem freien Willen und unseren Entscheidungen. Unsere Erfahrungen und täglichen Entscheidungen fließen in die Rückkopplungsschleifen mit ein und werden in Form eines chemischen Signals von unserem Gehirn an uns selbst gesendet. Alle diese Rückkopplungsschleifen basieren auf diesem Mechanismus. Die Zellen machen dabei keinen Unterschied zwischen einer Botschaft, die als Emotion oder einer Botschaft, die als Hormon begann. Für Körper und Gehirn ist es egal, ob der Schmerz emotional oder physisch ist, oder ob er von außen oder von innen kommt. Ausschlaggebend ist nur die Nachricht an sich, die wir dabei erhalten. Wir können sogar an gebrochenem Herzen, dem sogenannten Broken-Heart-Syndrom, sterben, wie die Kardiologie zwischenzeitlich weiß. Deshalb kann ein Herzproblem aus Kummer u. U. genauso tödlich sein wie ein Infarkt.

Um die Wissenschaft hinter der NeuroIntegrativen Medizin zu verstehen, ist es hilfreich, die Bedeutung des Begriffs Wissenschaft näher zu beleuchten.

Wissenschaft wird als Wissenserweiterung durch Forschung auf der Suche nach neuen Erkenntnissen definiert. Abhängig von den Methoden und Zielen können die dabei gewonnenen Erkenntnisse unterschiedlich sein. Aus dem Erkenntnisgewinn wird eine wissenschaftliche Theorie aufgestellt, die durch die Überprüfbarkeit von Fakten und Daten entweder bestätigt oder als falsch verworfen wird. Der Begriff der *Wahrheit* wiederum bezieht sich auf eine Meinung oder Überzeugung, dass eine Wahrnehmung, Beobachtung oder Erfahrung richtig oder falsch ist.

So galt es einst als wissenschaftlich bewiesen, dass die Erde eine Scheibe ist und dass die Sonne um die Erde kreist. Mithilfe fortschrittlicher wissenschaftlicher Methoden und moderner Technologien wurde diese Annahme widerlegt und es entstand unser heutiges Weltbild. Wissenschaftlicher Fortschritt beruht auch auf dem Sammeln von Daten, die interpretiert werden und aus denen ein Modell entsteht. So können mehrere Modelle gleichberechtigt nebeneinander stehen und »richtig« sein, wenn sie mit der Datenlage vereinbar sind. Die Modelle sind dabei meist nur eine Annäherung an die Wirklichkeit. Aber die Wissenschaft entwickelt sich, aufbauend auf dem vorhandenen Wissen, kontinuierlich weiter.

Und warum hat die Wissenschaft dann noch keine perfekte Lösung für unsere Gesundheit gefunden? Zahlreiche existierende Konzepte und Modelle einschließlich der Entschlüsselung des Genoms geben vor, hier richtungsweisend zu sein, weil sie unter bestimmten Bedingungen bei bestimmten Erkrankungen geholfen haben. Das heißt jedoch nicht, dass immer alle Menschen mit dieser bestimmten Erkrankung davon profitierten. Genauso kann nicht mit hundertprozentiger Sicherheit gesagt werden, dass die Träger*innen eines bestimmten Gens, welches mit einer Erkrankung, wie z. B. Brustkrebs, assoziiert ist, im Laufe des Lebens auch daran erkranken. Das aktuelle wissenschaftliche Modell hinter der NeuroIntegrativen Medizin nimmt deshalb einen anderen Ansatz.

NeuroIntegrative Medizin bezieht Gehirn und Körperintelligenz in die Interpretation der Körperfunktionen mit ein

Der menschliche Körper besteht aus ca. 50 Billionen Zellen. Reguliert und kontrolliert wird jede einzelne Zelle über komplexe Netzwerke wie das Nervensystem, die wiederum vom Gehirn gesteuert und aufrecht erhalten werden. Unsere Zellen haben dabei perfekt spezialisierte Funktionen für jedes Organ und Gewebe entwickelt. Sie kooperieren über Botenstoffe und elektrische Impulse und bleiben in ständiger Kommunikation miteinander. So dient unser gesamtes physiologisches System dazu, das Leben auf unbestimmte Zeit gesund zu erhalten.

Die Komplexität unseres Organismus können wir an verschiedenen Funktionen erahnen. Im Laufe unseres Lebens atmen wir ca. 550 Millionen Mal ein und aus und in jeder Sekunde werden im Schnitt ca. zwei Millionen neue Blutzellen produziert. Ein rotes Blutkörperchen lebt ca. 120 Tage und einige weiße Blutkörperchen, welche für unsere Immunabwehr zuständig sind, leben sogar nur ca. 10 bis 12 Tage. Trotzdem verfügen unsere Immunzellen über eine so intelligente Gedächtnisfunktion, dass eine einmal erworbene Immunität über Jahrzehnte erinnert werden kann.

Unser Gehirn überwacht nicht nur Billionen von Zellen, die unsere DNA als Blaupause enthalten und über 200.000 Enzymfunktionen pro Minute ausführen, es interpretiert nebenbei auch über 120 Millionen Lichtrezeptoren in den Augen und koordiniert jede einzelne Funktion in unserem Körper sowie das Timing und die Zusammenarbeit aller Körpersysteme in jeder denkbaren Form.

Hier zeigt sich ein multimodales System, ein sehr dynamisch organisiertes, hochkomplex vernetztes Informationssystem, mit der Aufgabe, die physiologischen Körperfunktionen im Gleichgewicht zu halten. Was also liegt näher, als dieses außerordentliche Organ, das alle zellulären und physiologischen Funktionen koordiniert, steuert und lenkt, in die Interpretation der Körperfunktionen mit einzubeziehen?

Die Basis des Energie- und Informationsaustausches im menschlichen Organismus auf Zellebene hat der Wiener Arzt Alfred Pischinger als *System der Grundregulation*[28] beschrieben. Dabei geht es um sogenanntes unspezifisches Bindegewebe, das im gesamten Körper vorkommt und jede Struktur umgibt. Hier vollzieht sich auch ein wesentlicher Teil des Stoffwechsels, sodass diesem Bindegewebe für das Funktionieren unseres Körpers eine äußerst wichtige Rolle zukommt. Obwohl seine Aufgabenstellung bereits seit mehr als 100 Jahren bekannt ist, wurde seine Funktion noch bis vor kurzem kaum beachtet.

In der Abbildung 02 ist dargestellt, wie die Verbindung der Nervenendigungen mit den Zellwänden der Organzellen erfolgt und wie

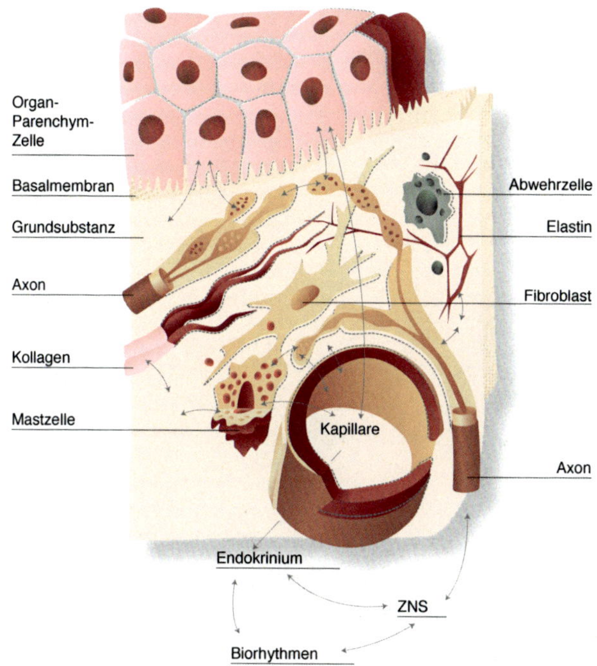

Abb. 02:
Das System der Grundregulation nach Alfred Pischinger

das elektrische Signal über die Zellwände weitergeleitet wird. Zudem sehen wir die Verbindung zum Lymphsystem mit den spezifischen und unspezifischen Immunzellen sowie Immunbotenstoffen, die Verbindung des Kapillarsystems mit allen Eiweißstoffen sowie die eingebetteten Bindegewebszellen. Die einzelnen Zellverbände und Organsysteme stehen in enger Wechselwirkung untereinander, indem Energie transportiert und so Informationen ausgetauscht werden.

Das Schaubild verdeutlicht den Kommunikationsaustausch aller Körpersysteme.

Unsere Gesundheit entscheidet sich also im Raum zwischen den Zellen, im Bindegewebe. Dieses Energiesystem bestimmt unseren aktuellen Gesundheitszustand und letztendlich unsere Lebensenergie, wie lange wir gesund leben, mit welcher Lebensqualität und welchem Wohlgefühl. Ist das System aus dem Gleichgewicht geraten (Dysregulation), kann es sich nicht optimal an die äußeren und inneren Bedingungen anpassen. Das geschieht z. B., wenn negative Stresssituationen lange anhalten und es dabei zu einer Art Kettenreaktion kommt. Wenn der Körper permanent auf diese Stressanforderung antworten muss, führt das zu Funktionsstörungen auf der Zellebene, die von uns erst einmal nicht bewusst wahrgenommen werden, aber zu Fehlinformationen in der Körperkommunikation führen. Diese fehlerhaften Informationen bewirken, dass ein Organ falsch auf das Körpergeschehen reagiert; dies führt folglich zu Beschwerden und Erkrankungen, die wiederum weitere Funktionsstörungen nach sich ziehen können.

Ein Beispiel dafür, wie selbst kurze, akute Stresssituationen sich auf unser Körpergeschehen auswirken können, ist die junge Patientin, die 20 Minuten zu spät zur Blutabnahme in die Praxis kommt, weil sie zuvor ihre zwei Kinder, die beide an diesem Tag nicht gut drauf waren, in die Schule und in den Kindergarten gebracht hat. Dabei wurde sie in einer 30er-Zone geblitzt und wird sich nun auch noch zu ihrem anschließenden beruflich wichtigen Termin verspäten. Diese akute Stresssituation aktiviert das sympathische Nervensystem und versetzt es in Alarmbereitschaft. Alle Organe arbeiten jetzt so, als ob der Mensch in höchster Gefahr ist, das heißt, Blutdruck und Herzfrequenz sind erhöht, die Gerinnungsneigung des Blutes nimmt zu und es wird mehr Cholesterin ausgeschüttet. Gleichzeitig arbeiten das Immun- und Verdauungssystem reduziert. Als Konsequenz erhalten wir von der Norm abweichende Blutwerte.

Die Folgen von Dauerstress auf unser Körpergeschehen

Tage wie diese, an denen nichts rund läuft, kennen wir alle. An diesem scheinbar banalen Alltagsgeschehen zeigt sich eindrücklich, wie intensiv wir mit unserer Umwelt über unsere Sinne Sehen, Hören, Riechen, Schmecken und Fühlen in ständigem Austausch verbunden sind. Je nachdem, wie wir unsere Umwelt wahrnehmen, erleben wir sie als sicher oder unsicher, als vertrauenerweckend oder angsterzeugend. Diese Erfahrungen werden als Erinnerungen gespeichert und beeinflussen unsere innere Grundhaltung, aus der heraus wir die Erlebnisse interpretieren. So kann ein- und dieselbe Situation von verschiedenen Menschen ganz unterschiedlich erlebt und wahrgenommen werden.

Dabei werden die Grundfunktionen wie Atmung, Stoffwechsel, kardiovaskuläres System, Verdauungs-, Hormon- und Immunsystem über das vegetative Nervensystem mit den sympathischen und parasympathischen Anteilen gesteuert und agieren weitgehend unabhängig von unserem Willen und Bewusstsein.

In Stresssituationen fährt das *sympathische Nervensystem* die Leistungsfähigkeit des Körpers auf ein Maximum hoch. Dabei werden große Energiemengen bereitgestellt. Der Sympathikus passt nun Atmung, Kreislauf, Nervensystem und Stoffwechsel an die akuten Bedürfnisse an. Atemfrequenz und Herzschlag werden erhöht, die Durchblutung der quer gestreiften Muskulatur intensiviert, um auf eine Flucht- oder Kampfreaktion vorbereitet zu sein.

Das *parasympathische Nervensystem,* zuständig für Regeneration und Erholung des Körpers und des Geistes, ist dagegen in den Ruhephasen aktiv. Der 10. Hirnnerv oder auch Vagusnerv ist der wichtigste Nerv für die Weiterleitung parasympathischer Frequenzen vom Gehirn zum Körper und wieder zurück. Parasympathische Nervenfasern verlaufen zusätzlich mit anderen Hirnnerven (z. B. HN III = Nerv für Augenbewegung und Pupillenmotorik, HN VII = Gesichtsnerv, HN IX = Zungengeschmacksnerv) und beeinflussen neben unserer Wahrnehmung auch unwillkürliche Stoffwechselreaktionen.

Der Parasympathikus wirkt anregend auf den Verdauungstrakt und modulierend auf das Darm-Nervensystem (enterisches Nervensystem), die Harnblase und die Genitalien. Er bewirkt eine Verlangsamung des Herzschlags und eine Verengung der Bronchien. Die Verbindungen im Körper-Geist-Netzwerk und die neuronalen Regulationen und Verbindungen zu allen anderen Körpersystemen

(Immun-, Hormon-, Verdauungs-, Blutkreislaufsystem u. a.) wurden von dem amerikanischen Psychiater Stephen Porges[29] anhand der neuroanatomischen Strukturen nachgewiesen.

In der Stressforschung, die das Verhalten des vegetativen Nervensystems unter chronischen Stressbelastungen untersucht und analysiert, zeigen sich organische und psychische Veränderungen unter anhaltend erhöhter sympathischer Aktivität. Gleichzeitig vermindert sich die Aktivität des Parasympathikus. Die Symptome reichen dabei von Muskelverspannungen über Schmerzen und Bauchbeschwerden bis zu Konzentrations-, Gedächtnis- und Schlafstörungen sowie Nervosität, Unruhe und Reizbarkeit.

Chronische Stressbelastungen können nicht nur Schmerzen und funktionelle Störungen wie das Reizdarmsyndrom auslösen, sondern auch entzündliche Erkrankungen sowie Angst- und Panikattacken oder Depressionen. Die Komplexität chronischer Stresserkrankungen erklärt sich durch die vielfältigen Vernetzungen der unterschiedlichen Steuerungsmechanismen und Regulationsfunktionen.

Eine besondere Rolle spielt dabei der 10. Hirnnerv, der sogenannte Nervus vagus, der Hauptnerv des parasympathischen Nervensystems. Er ist der längste Nerv in unserem Körper, der als *Darm-Hirn-Achse* unsere inneren Organe steuert und reguliert. Er versorgt die Lungen, das Herz und den gesamten Verdauungstrakt. Dank der Mikrobiomforschung wurde sichtbar, welche immense Bedeutung dieser Verbindung zwischen *Kopf-Hirn* und *Darm-Hirn*, dem sogenannten enterischen Nervensystem oder auch »Bauchgehirn«, für unser Körpergeschehen zukommt. Das vegetative Nervensystem mit seinen sympathischen und parasympathischen Anteilen, die vom Hirnstamm, dem limbischen System und dem Hypothalamus ausgehen, ist dabei dem »Bauchgehirn« übergeordnet.

Das Reizdarmsyndrom veranschaulicht diese Verbindung eindrücklich. Die Beschwerden, wie Blähungen, Schmerzen und Stuhlunregelmäßigkeiten, werden unter anderem dadurch ausgelöst, dass sich die Verarbeitung der viszeralen Signale, also der Informationen unserer Eingeweide, verändert hat. Das geschieht meist aufgrund von emotionalem und körperlichem Stress und stresserzeugenden psychosozialen Faktoren, wie Ängsten, persönlichen Verlusten, Trennung oder auch anhaltenden Spannungen im beruflichen oder privaten Umfeld. Die Folgen sind Bewegungsstörungen des Darms, die mit Verdauungsbeschwerden wie Durchfall oder Verstopfung, einer Überempfindlichkeit der sensorischen Nervenendigungen und mit einer Immunaktivierung durch entzündungsfördernde Immunbotenstoffe einhergehen. Diese erzeugen entzündliche Reaktionen der Darmschleimhaut mit ansteigenden Entzündungsfaktoren wie Calprotectin, Lysozym oder Laktoferrin und beeinträchtigen die Schleimhautbarriere der Darmwand. Letztendlich führen diese Reize dazu, dass sich die Zusammensetzung der Mikroben im Darm (Mikrobiom) verändert, was wiederum die Funktionen im Verdauungstrakt einschränken und das Immunsystem der Darmschleimhaut stören kann. Damit wird ein Teufelskreis aufrecht erhalten.

Über das autonome Nervensystem werden alle Informationen, die wir über unsere Sinne aus der Umwelt generieren, an die inneren Organe unseres Körpers kommuniziert. So kann in Schrecksituationen der Herzschlag in Millisekunden stark ansteigen oder in einer lebensbedrohlichen Situation der Atem stocken und wir verfallen in eine »Schockstarre«. Diese Reaktionen unseres Körpers laufen alle unbewusst ab.[30] Ein Leben in Dauerstress führt deshalb meist zu anhaltenden Regulationsstörungen im Körpergeschehen, die Ursachen vieler Erkrankungen sein können. Stresserkrankungen sind mittlerweile die größte gesundheitliche Herausforderung unserer Zeit.

Aber was passiert bei den Stress-Reaktions-Prozessen zwischen dem Nerven-, Immun- und Hormonsystem? Durch einen sensorischen Reiz, der eine Gefahreninformation vermittelt, wie z. B. der Anblick eines vom Fahrrad stürzenden Kindes, ein lauter Knall, das Spüren einer Schnittverletzung, der Geschmack scharfer Chilischoten oder der Geruch von Feuer, werden die Neuronen im präfrontalen Cortex aktiviert. Der präfrontale Cortex, der für die Analyse und Planung zuständig ist, leitet die Informationen an das limbische System weiter, das eine Bewertung der Situation vornimmt. Diese

Informationen beeinflussen wiederum die Hormonregulation über den Hypothalamus (Seite 61, *Psychoneuroimmunoendokrinologie).*

Über die Kerngebiete im Gehirn, die den neuronalen Botenstoff Noradrenalin produzieren, der in Adrenalin umgewandelt werden kann, werden das periphere sympathische Nervensystem und das Nebennierenmark durch den Anstieg von Stresshormonen (Katecholaminen) stimuliert. Gleichzeitig werden vermehrt Glukokortikoide, das sind Hormone wie das Cortisol, ausgeschüttet, die als Gegenspieler in der Regulationsschleife agieren[31]. So kann eine gestörte Hormon-Neurotransmitter-Kommunikation zu einem Überschuss an Cortisol führen, der Stoffwechselstörungen, Übergewicht, Diabetes, Immundefekte und Depressionen auslösen kann. Wird aufgrund lang anhaltender Stressbelastungen zu wenig Cortisol gebildet, können Entzündungen, Antriebsschwäche und Erschöpfungszustände die Folge sein.

Um all diese hochkomplexen Abläufe zu ermöglichen und deren Soll- und Istwert permanent auszubalancieren, arbeitet der Körper in biologischen Regelkreisen. Da sich alle Körpersysteme gegenseitig beeinflussen, kann eine auftretende Störung in einem System (z. B. Verdauungstrakt) auch zu einer Störung in einem anderen System (z. B. Herz-Kreislaufsystem) führen. Eine Trennung der Körpersysteme ist demzufolge nicht möglich.

Epigenetik

Lange hielten Biologen die Gene für fixiert. Sie waren der Meinung, dass nur durch Genmutationen neue Eigenschaften entstehen könnten. Die jahrzehntelange Suche nach Genen, die für die Entstehung von Krebserkrankungen verantwortlich sind, ist bis auf wenige Ausnahmen (z. B. BRCA-Gene beim Brustkrebs, cKIT-Onkogen beim GIST) bisher ergebnislos verlaufen. Stattdessen fand die Forschung heraus, dass Umweltfaktoren, Traumata, Bewegung und Ernährung wichtige Einflussgrößen sind, die letztlich die Steuerung der Gene beeinflussen. Diese Phänomene beschreibt die *Epigenetik*.

Bruce Lipton, amerikanischer Entwicklungsbiologe, Stammzellforscher und »Vater« der Epigenetik, sieht die Funktion des Gehirns darin, die Umgebung wahrzunehmen und das Verhalten in der Zellgemeinschaft zu kontrollieren und zu koordinieren, um ein Gleichgewicht, die sogenannte Homöostase, herzustellen.[32] Danach kann der Organismus nur überleben, wenn er die Fähigkeit hat, Informationen aus seiner Umgebung und aus dem Körper richtig aufzunehmen und zu verarbeiten. Störungen der Homöostase, z. B. durch Umwelteinflüsse wie intensives Licht, Lärm oder Strahlung, aber auch durch Krankheitserreger, Entzündungen oder Traumata, führen dazu, dass unser Körper versucht, die Homöostase durch innere Regulation wieder herzustellen.

Die epigenetische Wirkung von Nahrungsmitteln ist für verschiedene Vitamine wie z. B. Folsäure und Vitamin B12, sowie Betain, Cholin und Genistein, den wichtigsten Inhaltsstoff der Sojapflanze, nachgewiesen. Tabakgenuss verändert die Aktivität von 300 Genen. Auch Viren können Veränderungen am genetischen Material auslösen. Unser Genmaterial ist schon bei unserer Geburt zu ca. acht Prozent durch Viren geprägt.

Die Zwillingsforschung konnte zeigen, dass die genetischen Unterschiede bei eineiigen Zwillingen umso ausgeprägter sind, je länger diese unterschiedlichen Umweltbedingungen und Lebensstilen ausgesetzt waren.[33]

Auch Lernen und Erinnern sind verbunden mit genetischen Veränderungen am Erbgut von Nervenzellen, genauso wie Bewegung unsere DNA epigenetisch beeinflusst: Sie lässt z. B. Dickmacher-Gene abschalten und aktiviert Gene für einen guten Grundumsatz. Gleichzeitig erhöht Bewegung die Zahl der Nervenzellen im Hippocampus.

Epigenetische Prozesse sind auch verantwortlich für die Speicherung von Ereignissen wie Unfällen und Traumata. Die Biopsychologen Michael Meaney[34] und Moshe Szyf[35] haben nachgewiesen, dass traumatische Erlebnisse in der Kindheit die Anfälligkeit für seelische Leiden auch noch Jahrzehnte später erhöhen. Diejenigen, die eine Wiedergeburt für möglich halten, meinen sogar, dass unsere Körperzellen Informationen aus vergangenen Leben in sich tragen und unser jetziges Sein mit diesen Informationen beeinflussen, was allerdings nicht beweisbar ist.

Über Jahrzehnte wurden große Hoffnungen auf die Erforschung des Gehirns und des Genoms gesetzt, die als unveränderbar galten. Neuere Forschungen haben ironischerweise festgestellt, dass genau diese Strukturen extrem wandelbar und von den Umweltbedingungen und unserem Lebensstil abhängig sind.

Die komplexen Zusammenhänge der Körpersysteme verstehen

Der Mensch stellt unter den Wirbeltieren eine Besonderheit dar. Menschliche Neugeborene sind trotz weitgehend entwickelter Gehirnfunktionen und Sinnesorgane noch nicht selbstständig lebens- und bewegungsfähig wie andere Wirbeltiere. Das Wachstum und die Reifung des Gehirns setzen sich rapide bis zum Ende des ersten Lebensjahres fort und werden entscheidend vom sozialen Umfeld geprägt. Menschliches Verhalten entwickelt sich in engem Zusammenwirken mit unserer kulturellen und sozialen Umwelt. Die Wachstums- und Reifungsrhythmen, wie sie auch in der Pubertät vorkommen, haben starke Auswirkungen auf die Entwicklung der Persönlichkeit, z. B. darauf, wie wir auf Umwelteinflüsse reagieren und uns daran anpassen können. Diese Anpassungsfähigkeit ermöglicht uns ein flexibles Lernen. Die so erworbenen Erfahrungen versetzen uns in die Lage, auch in neuen, uns noch unbekannten Situationen angemessene Entscheidungen zu finden. So entsteht ein Modell von der Welt und davon, wie sie funktioniert. Dieses Modell kann immer wieder an neue Erfahrungen und Herausforderungen angepasst werden. Unser Gehirn und unser Körper sind bis zum Lebensende entwicklungs-, anpassungsfähig und wandelbar.

Wie eng unsere Verbindung zur Welt um uns herum geknüpft ist, sehen wir daran, dass durch die Wahrnehmung unserer Umgebung unsere Gedanken, Gefühle und Überzeugungen biochemische Veränderungen in unserem Körper auslösen können. Das emotionale Empfinden kann sich also auf unsere Gesundheit auswirken, auch wenn wir das nicht quantifizieren können.

Gesundheit ist darüber hinaus ein komplexer Prozess. Denn in unserem Körper agieren und interagieren unzählige Teile im Verborgenen miteinander, um alle notwendigen Funktionen permanent am Laufen zu halten.

Das Gehirn

Das Gehirn hat die Möglichkeit, ein Leben lang zu lernen und sich anzupassen. Abhängig von unseren Erfahrungen verändert es sich ständig. Diese Fähigkeit des Gehirns wird als Neuroplastizität bezeichnet. Sie hilft uns, uns immer weiter entwickeln zu können. Dabei besteht eine wechselseitige Beziehung zwischen Struktur und Funktion. Ändere ich meine Gedanken, ändere ich mein Verhalten. Die Neuronen (Nervenzellen) in unserem Gehirn sind über Synapsen verbunden und bilden darüber neuronale Netzwerke. Diese Verbindungen können sich im Laufe unseres Lebens durch unsere Erfahrungen verändern, alte Verbindungen können gelöst und neue geknüpft werden. Durch die Verknüpfungen verschiedener neuronaler Netzwerke miteinander entsteht die Grundlage für Lernprozesse.[36]

Der Psychologe Donald Olding Hebb[37] konnte innerhalb neuronaler Netzwerke, die gemeinsame Synapsen haben, eine Regel in Bezug auf die Lernprozesse finden: »neurons which fire together, wire together«. Er wies nach, dass Neurone bevorzugter miteinander »feuern«, je häufiger sie gleichzeitig miteinander aktiv sind. Das befähigt unser Gehirn, Assoziationen auszubilden und zu speichern. Der Anblick einer Rose befähigt uns, dass wir uns den Rosenduft intensiv vorstellen können, umgekehrt erscheint eine Rose vor unserem inneren Auge, wenn wir Rosenduft riechen. Solche Assoziationen gibt es auch im Körpergedächtnis. Das Körpergedächtnis besteht aus den Erfahrungen des Körpers durch Sinneseindrücke,

Emotionen und Bewegungsmuster, die in jeder Körperzelle gespeichert sind. Wahrscheinlich dient Wasser – und wir bestehen zu 70 Prozent aus Wasser, genauso wie unser Planet Erde – als Transporter und Speicher von Informationen.

Der Begriff *Körpergedächtnis* wird in der Neurowissenschaft im Zusammenhang mit der Speicherung von Bewegungsabläufen verwendet. Durch die Fähigkeit, Veränderungen *im* Körper wahrzunehmen (Interozeption), entsteht in Verbindung mit Sinneswahrnehmungen ein sogenanntes kinästhetisches Gedächtnis. So werden früh gelernte Bewegungsabläufe wie Fahrradfahren, Schwimmen, Autofahren oder das Spielen eines Musikinstruments im Körper gespeichert und können jederzeit wieder abgerufen werden, auch wenn diese Bewegung viele Jahre nicht angewandt wurde. Tänzer*innen speichern viele komplexe Bewegungsmuster, die durch eine bestimmte Musik wieder reaktiviert werden können. Dies funktioniert selbst bei dementen Tänzer*innen, was das Vorhandensein eines Körpergedächtnisses bekräftigt.

Die Kognitionswissenschaft beschreibt das Körpergedächtnis über den Begriff *Embodiment*, das die Wechselwirkung zwischen Körper und Psyche darlegt und aufzeigt, wie sich psychische Zustände im Körper anhand von Mimik und Körperhaltung manifestieren und wie umgekehrt die Körperhaltung Einfluss auf den psychischen Zustand hat. Bin ich zornig, werden meine Gesten hart, meine Haltung aggressiv und angespannt und es entsteht eine Zorn-Mimik. Umgekehrt kann ich durch bloße harte Gesten und ein Zorn-Gesicht das Gefühl von Zorn in mir abrufen.

In der körperorientierten Traumatherapie ist das Körpergedächtnis der Speicherort für traumatische Erlebnisse. Bestimmte Berührungen des Körpers können Erinnerungen an Ereignisse hervorrufen, die beispielsweise unbewusst zu Verspannungen geführt haben. Die Körperpsychotherapie nutzt diesen Umstand, um alte Erinnerungen bewusst zu machen und sie mit anderen Assoziationen neu abzuspeichern.

Nervenbotenstoffe

Für die Kommunikation zwischen den Nerven- und Körperzellen benutzt der Körper eine Vielzahl von Signalmolekülen, die als Nervenbotenstoffe bzw. Neurotransmitter bezeichnet werden. Das sind biochemische Stoffe, die Informationen von Zelle zu Zelle übermitteln und so die Tätigkeit der Zellen beeinflussen und modulieren. Diese Überträgerstoffe stammen aus dem Nerven-, Hormon- und Immunsystem.

Die Forschungsarbeiten in der Psychoneuroimmunoendokrinologie konnten nachweisen, dass die den einzelnen Systemen zugeordneten Botenstoffe auch von anderen Systemen produziert werden. Die Psychoneuroimmunoendokrinologie ist eine jüngere Wissenschaft, die aus der Hormonforschung (Endokrinologie) hervorgegangen ist und sich damit beschäftigt, wie Hormone Gefühle schaffen und Verhalten erzeugen und gleichzeitig davon beeinflusst werden können. Eine klare Trennung der Körpersysteme kann demnach nicht definiert werden. So werden Zytokine als Botenstoffe des Immunsystems auch von Nervenzellen, Neurotransmitter von Immun- und Hormonzellen und Hormone von Immunzellen produziert und genutzt. Dies verdeutlicht, wie abhängig die Regulation und Kommunikation zwischen den Systemen funktioniert. Ganz offensichtlich kann keines der Systeme allein arbeiten und nur eine Zusammenarbeit erhält die Homöostase im Körper aufrecht.

Wichtige Neurotransmitter, die die Grundlage für das Verständnis der multimodalen Interaktionen in der NeuroIntegrativen Medizin darstellen, sind beispielsweise die Stresshormone Adrenalin, Noradrenalin und Dopamin, das Glückshormon Serotonin, sowie Acetylcholin, ACTH, GABA und Glutamat.

➡ *Adrenalin, Noradrenalin* und *Dopamin* haben als Stresshormone die Aufgabe, den Körper in Alarmbereitschaft zu versetzen und Energiereserven zu mobilisieren. Damit einhergehend steigen Blutdruck und Herzfrequenz, die Bronchien erweitern sich, der

Darm verlangsamt seine Tätigkeit und die Konzentration und Wachheit nehmen zu. Das Immunsystem wird herunter reguliert, um Energie einzusparen. Neben äußeren Stressauslösern können auch innere physische und psychische Prozesse wie Entzündungen, Unterzuckerung, Angst oder Überforderungsgefühle Stress auslösen. Andererseits kann ein Mangel an Adrenalin zu einem chronischen Müdigkeitssyndrom oder Burnout-Syndrom führen.

Dopamin nimmt eine besondere Rolle in der Steuerung willkürlicher Bewegungen ein. Bei der Parkinson-Krankheit zeigen sich die Auswirkungen am deutlichsten, wenn kein Dopamin mehr zur Verfügung steht. Zudem steigert es die Motivation, sorgt für Wachheit, ein gesteigertes Selbstwertgefühl und kann Euphorie auslösen, was sein Suchtpotential erklärt. Es aktiviert unser Belohnungssystem im Gehirn, wodurch besondere Verhaltensweisen verstärkt werden. Ein Mangel an Dopamin kann zu einem Aufmerksamkeitsdefizit-Hyperaktivitätssyndrom (ADHS) beitragen.

➠ Das als Glückshormon bekannte *Serotonin* beeinflusst neben dem Schlaf und Wachrhythmus das Schmerzempfinden und unseren Gemütszustand. Es wurde erstmals in der Schleimhaut des Magen-Darm-Traktes nachgewiesen. Wie der Name schon verrät, beeinflusst es als Bestandteil des Serums (wässriger Bestandteil des Blutes) die Spannung (Tonus) der Blutgefäße. Erhöhte Konzentrationen von Serotonin im Gehirn können zu Unruhe führen, wohingegen ein Serotoninmangel Auslöser für depressive Verstimmungen, Angst und Aggressionen sein kann.

➠ *Acetylcholin* (ACh) übermittelt die Erregung von Nerven- auf Muskelzellen und ist somit für die Muskelkontraktion wichtig. Zudem ist es ein wichtiger Botenstoff im parasympathischen Nervensystem und spielt für die Steuerung der Aufmerksamkeit und Erregbarkeit des Gehirns sowie für den Prozess des Lernens eine entscheidende Rolle.

➠ Das *Adrenocorticotrope Hormon* (ACTH) ist ein wichtiger Botenstoff für die neuroendokrine Steuerung und für das Stressgeschehen. Dieses Hormon aus der Hirnanhangsdrüse (Hypophyse), bewirkt, dass in der Nebenniere Cortisol, Aldosteron (verantwortlich für den Mineralhaushalt) und die männlichen Sexualhormone (Androgene) ausgeschüttet werden. Stressfaktoren erhöhen die ACTH-Ausschüttung und wirken so auf die damit zusammenhängenden Kreisläufe ein. Dies kann unter anderem zu einer Unterdrückung des Immunsystems führen und den Blutdruck wie auch den Blutzucker steigern.

➟ Die *Gamma-Aminobuttersäure* (GABA) ist einer der im Gehirn am häufigsten vorkommenden Neurotransmitter. GABA bewirkt, dass die Erregbarkeit der Nervenzellen herabgesetzt wird und hat somit eine beruhigende und schlaffördernde Wirkung. Zeichen für eine verminderte Bereitstellung des Überträgerstoffes sind Gereiztheit, Einschlafprobleme und übermäßiges Stressgefühl.

➟ *Glutamat* wird zu den erregenden Nervenbotenstoffen gezählt und ist der Gegenspieler der Gamma-Aminobuttersäure (GABA). Es ist in der Verarbeitung von Sinneswahrnehmungen, Lern- und Gedächtnisprozessen, in der Appetitregulation, Bewegungssteuerung und Gefühlsregulation involviert.

Die Gliederung des Gehirns

Das Gehirn gliedert sich in Vorder-, Mittel- und Rautenhirn. Aus dem Vorderhirn entwickeln sich das Großhirn und das Zwischenhirn. Letzteres beherbergt die Drüsen Thalamus und Hypothalamus, die für die Informationsaufnahme und -verarbeitung und für die hormonelle Regulation unverzichtbar sind.

Der *Thalamus* ist die wichtigste Schaltstelle für fast alle Sinneseindrücke. Das Sehsystem spielt dabei eine besondere Rolle.

Der *Hypothalamus* ist die wichtigste Verbindung zwischen dem Nerven- und Hormonsystem. Er ist wie ein Dirigent, der das Orchester aller endokrinen Drüsen in unserem Körper leitet und koordiniert.

Die *Großhirnrinde* und das *Zwischenhirn* sind für die bewusste Verarbeitung von Sinnes- und Steuerungsprozessen der Muskulatur – also für das bewusste Erleben und Vorstellen – zuständig. So können wir durch bewusste Steuerung unserer Muskulatur bewusst auf Reize reagieren.

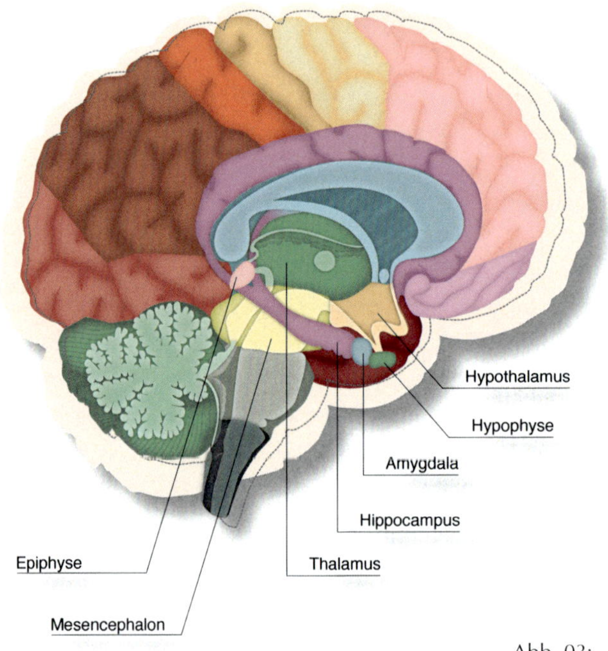

Abb. 03:
Für die NIM-Behandlung wichtige Gehirnareale

Das *Mittelhirn* (Mesencephalon) ist das Bindeglied und der Vermittler im sensorischen und motorischen System zwischen Vorder- und Rautenhirn. Diese Verbindungen regeln und kontrollieren das Zusammenspiel zwischen Bewegung und Sinneswahrnehmungen. Impulse von bewussten und unbewussten sowie von motorischen und sensorischen Prozessen, die das Vorder- und das Rautenhirn senden, werden hier miteinander verschaltet. So ist das Mittelhirn wichtig für die Funktion einiger Reflexe, insbesondere im Bereich der Augenmuskeln, beispielsweise des Pupillenreflexes, der durch einen hellen Lichtstrahl ins Auge ausgelöst wird. Auch Impulse, die über die Augen und Ohren aufgenommen werden, werden über das Mittelhirn zum Großhirn transportiert. Zudem spielt es eine elementare Rolle im Schmerzempfinden.

Das *Rautenhirn* ist für unbewusste Prozesse wie Atmung, Herzschlag und Darmperistaltik verantwortlich und beherbergt das Kleinhirn, die Brücke (Pons) und die Medulla oblongata (das verlängerte Rückenmark), die den Übergang zum Rückenmark bildet.

Neben der neuroanatomischen Zuordnung der Gehirnfunktionen vertrat der US-amerikanische Neurowissenschaftler Karl Pribram die Theorie eines holografisch arbeitenden Gehirns. Dieses sogenannte Zellgedächtnis interpretiert mit seiner ganzheitlichen Funktionsweise die im Körper erzeugten bioelektrischen Frequenzen, die durch Sinneswahrnehmungen beeinflusst werden.[38] Er entwickelte bereits 1960 sein »holotropes Gehirnmodell« und konnte mit seinen Experimenten nachweisen, dass Erinnerungen nicht in einem bestimmten Areal, sondern als Muster im ganzen Gehirn gespeichert werden. Er wies mit seinen Forschungen nach, dass auch das Gehirn in vielschichtigen Rückkopplungskreisen arbeitet. Die Zellfunktion wird somit durch ein in unserer Person angelegtes, sogenanntes »intrapersonelles Hologramm« beeinflusst.

Ein in uns abgespeichertes früheres Programm oder früher erworbene Glaubenssätze, die auf den von uns gemachten Erfahrungen, Erkenntnissen und auf unseren Bildern von uns selbst und der Welt beruhen, können uns manchmal auch daran hindern, gesund zu werden. Die Gefahr besteht immer dann, wenn diese von unserem Unterbewusstsein installierten Schutzmechanismen nicht mehr zu den inneren und äußeren Bedingungen passen, weil sich unsere Realitäten verändert haben. Verharren wir trotzdem aus Angst vor sich wiederholenden negativen Erfahrungen in diesen alten Denk- und Gefühlsmustern, bleiben uns neue Erfahrungen verwehrt. Dann kann das, was uns in unserem Leben u. U. krank macht, nicht durch Neues, Heilsames ersetzt werden.

Die Organsysteme

Die Körpersysteme, wie Nervensystem, Herz-Kreislaufsystem, Verdauungssystem, Atmungssystem, Hormonsystem und Immunsystem, kommunizieren über neuronale Verbindungen, Botenstoffe, Eiweiße, Biophotonen und magnetische Felder miteinander und tauschen permanent Informationen aus. Das autonome Nervensystem spielt hierbei eine übergeordnete Funktion.

Die Funktionsweisen der Organsysteme hängen von den Informationen aus der Umwelt ab bzw. davon, wie die Umwelt wahrgenommen wird. In einer Stresssituation werden durch die körpereigene Cortisolausschüttung die Funktionen des Immunsystems herunter reguliert. Es wird z. B. mehr Blutzucker bereitgestellt, um die Muskelaktivität für Flucht- oder Kampfreaktionen zu unterstützen. Auf diese Weise kann der Körper Energien sehr effizient einsetzen. Hält eine Stressreaktion länger an, kann es zu einer Beeinträchtigung des Immunsystems mit z. T. folgenschweren Erkrankungen kommen. Ist der Blutzucker permanent erhöht, wird die Insulinbereitstellung über kurz oder lang erschöpft sein, was zu einer Insulinresistenz bis hin zu Diabetes mellitus führen kann. Zudem fördert ein hoher Blutzuckerspiegel Entzündungen in den Geweben. Dies ist oft die Grundlage für eine stille Entzündung, eine *silent inflammation,* die anfangs nicht bemerkt und erkannt wird und die im Laufe der Zeit wie ein Schwelbrand langsam fortschreitet. Irgendwann braucht es nur noch einen Funken, um ein großes Lauffeuer, sprich *Entzündung,* im Körper auszulösen. So kann lang anhaltender biochemischer Stress zu chronischen und folgenschweren Erkrankungen führen.

Die Funktionsgliederung des Körpers

Unser Körper entsteht ursprünglich aus drei Keimblättern: dem *Ektoderm,* dem *Mesoderm* und dem *Entoderm.* In der Embryonalperiode entwickeln sich aus diesen Keimblättern unsere Organanlagen.

Aus dem äußeren Keimblatt, dem Ektoderm, entstehen das zentrale Nervensystem, das periphere Nervensystem, die Sinnesorgane sowie die Haut mit Haaren, Zähnen und Nägeln. Über diese Organe und Strukturen kommuniziert unser Körper mit unserer Umwelt.

Aus dem mittleren Keimblatt, dem Mesoderm, entstehen Bindegewebe, Knorpel und Knochen, die quer gestreifte und glatte Muskulatur, die Zellen des Blutes und der Lymphe sowie die Blut- und Lymphgefäße, die Nieren, die Nebennierenrinden und die Milz. Das Mesoderm stellt somit das Material für innere und äußere Bewegungsprozesse wie die Zirkulation des Blutes im Herz-Kreislaufsystem und die Muskulatur mitsamt den Bewegungsorganen zur Verfügung.

Das innere Keimblatt, das Entoderm, bildet die Grundlage für die Stoffwechselorgane und ist zuständig für den Magen-Darm-Kanal, die Mandeln (Tonsillen), die Schilddrüse, die Nebenschilddrüse, den Thymus, die Leber und Bauchspeicheldrüse, sowie für die Auskleidung der Atemwege, der Harnblase, der Harnröhre, der Paukenhöhle des Mittelohrs und der Ohrtrompete.

In der Gliederung der drei Keimblätter spiegelt sich die *Funktionsgliederung* des Organismus wider:

- Ektoderm – Informationsaustausch
- Mesoderm – rhythmische bzw. Bewegungs-Prozesse
- Entoderm – Stoffwechsel

Die segmentale Gliederung des Körpers

Das Rückenmark teilt sich, dem Verlauf der Spinalnerven folgend, vom Hals abwärts in 31 Rückenmarkssegmente. Ausgehend von den Rückenmarkssegmenten hat der Körper die verschiedenen Körpersysteme in *segmentaler Gliederung* über Rückenmarksnerven (Spinalnerven) miteinander verknüpft. Diese Körpersysteme werden jeweils unterteilt in:

- Dermatom (Haut)
- Enterotom (Organ)
- Myotom (Muskel)
- Sklerotom (Knochen)

wobei sich alle Bereiche gegenseitig beeinflussen. So bestehen Verbindungen zwischen Muskeln und Organen und zwischen Muskeln und Hautarealen bzw. zwischen Organen und Hautarealen, die über den gleichen Rückenmarksnerv versorgt (innerviert) werden. Die Nervenzellen des Rückenmarks, die mit den Hautsegmenten und Muskeln kommunizieren und die Informationen aus dem Körper zum Gehirn leiten, sind

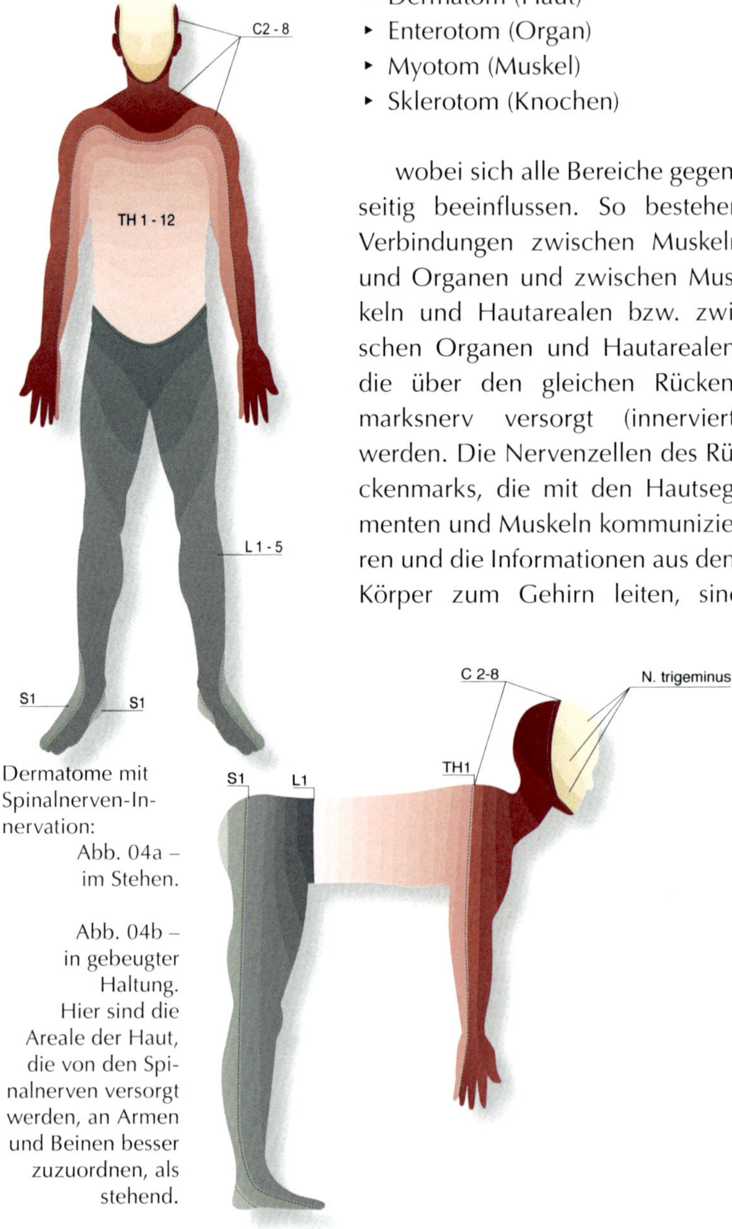

Dermatome mit Spinalnerven-Innervation:
Abb. 04a – im Stehen.

Abb. 04b – in gebeugter Haltung. Hier sind die Areale der Haut, die von den Spinalnerven versorgt werden, an Armen und Beinen besser zuzuordnen, als stehend.

sensible und sensorische Nervenzellen (afferente Nervenfasern) des peripheren Nervensystems.

Kybernetik

Die Kybernetik, die Wissenschaft komplexer Systeme[39], lässt sich auch auf die Regelungsmechanismen im menschlichen Körper anwenden und ist ebenfalls Bestandteil der NeuroIntegrativen Medizin. Sie stellt die Grundlage für die Steuerung und Regelung lebender Systeme und deren Selbstregulation. Eine *kybernetische Schleife* ist ein sich selbst regulierender Regelkreis und besteht aus

- Sensor
- Prozessor
- Effektor

Der Sensor misst den Istwert, der Prozessor den Sollwert und der Effektor initiiert die Prozesse, die die Annäherung des Ist- und Sollwertes regulieren, um die Sicherheit und Stabilität (Homöostase) des Systems zu gewährleisten.

Das kann am Beispiel der Schilddrüsenregulation gut veranschaulicht werden:

➡ Eine der Hauptfunktionen der Schilddrüse besteht darin, die Hormone T3 (Trijodthyronin) und T4 (Thyroxin) zu bilden, die Stoffwechselprozesse wie Wachstum, Verdauung, Herz-Kreislauf- und Gehirnfunktion regulieren. Zur Produktion der Schilddrüsenhormone T3 und T4 sind verschiedene Spurenelemente wie Jod, Selen, Zink und Eisen, sowie Enzyme notwendig. Die Schilddrüse ist in einem Regelkreis mit Hypothalamus und Hypophyse eingebunden. Der Hypothalamus ist als Dirigent im Gehirn dafür zuständig, den Ist- und Sollwert aller Hormone im Körper abzugleichen. Die Hypophyse wiederum sondert ein schilddrüsenstimulierendes Hormon, das TSH (Thyreoidea-stimulierendes Hormon) ab. Fällt die Konzentration an Schilddrüsenhormonen im Blut, schüttet die Hypophyse vermehrt TSH aus und regt die Schilddrüse an, mehr T3 und T4 zu bilden. Höhere TSH-Werte sind somit ein Hinweis auf eine Schilddrüsenunterfunktion.

Umgekehrt hemmen hohe Konzentrationen an Schilddrüsenhormonen im Blut die Ausschüttung von TSH, sodass über diese negative Rückkopplung das Hormonsystem im Gleichgewicht gehalten werden kann.

Das Tensegritymodell des Körpers

Der Architekt und Visionär Richard Buckminster Fuller[40] schuf den Begriff *Tensegrity,* der sich aus tension (Zugspannung) und integrity (Ganzheit, Zusammenhalt) zusammensetzt.[41] Er bezeichnete damit das Konstruktionsprinzip eines stabilen Bauwerks, in dem Stäbe nur durch Zugelemente miteinander verbunden sind und sich nicht untereinander berühren. Ein Konzept der Natur, das in lebenden Systemen, wie dem menschlichen Körper, Anwendung findet, wird als Biotensegrity[42] bezeichnet.

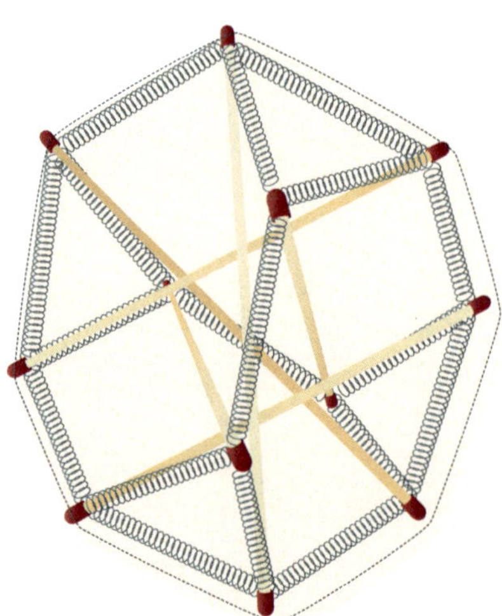

Abb. 05: Tensegritymodell

Stellen Sie sich vor, Sie leiden unter einer Muskelverspannung im Rücken. Da alle Muskeln in Muskelketten organisiert sind, um die Gelenkfunktionen zu optimieren und eine möglichst perfekte physiologische Stellung der Knochen und Gelenke zu gewährleisten, kann eine Spannung in einem Muskel auftreten, deren Ursache jedoch an einer ganz anderen Stelle lokalisiert ist. So kann eine Rückenverspannung z. B. durch eine gereizte Achillessehne verursacht sein, die einen zu großen Zug auf die Waden und hinteren Oberschenkelmuskeln ausübt. Wenn nun im weiteren Verlauf die Rückenmuskeln versuchen, die Verspannung auszugleichen, werden dabei auch die Knochenstellungen und die damit einhergehenden Gelenkstellung verändert.

Der multimodale Ansatz in der NeuroIntegrativen Medizin

Das Konzept der NeuroIntegrativen Medizin beruht auf der neurowissenschaftlich basierten Annahme, dass das Gehirn mit dem autonomen Nervensystem ein hochkomplexes Kommunikationsnetzwerk bildet, welches die wichtigste Steuerzentrale im Körper ist und über das alle Körperfunktionen miteinander verbunden sind.

Zellen und Gewebe tauschen untereinander Informationen und Signale über neuronale Verbindungen und über Botenstoffe wie Hormone und Immunbotenstoffe aus. Diese docken an zellulären Rezeptoren an der Zellwand an und aktivieren so in der Zelle gezielt Mechanismen, welche z. B. die Produktion bestimmter Proteine (Eiweiße) veranlassen. Die Kommunikation zwischen den Zellen erfolgt mittels mechanischer, chemischer, thermischer, elektrischer und magnetischer Energie als Vibration und Schwingungen. Bei einer Berührung wird ein sogenanntes Aktionspotenzial ausgelöst, also ein elektrisches Signal, das als Information über Nervenbahnen und Rückenmark zum Gehirn geleitet wird. Dort wird es registriert, abgeglichen und weiterverarbeitet.

Störungen können in unterschiedlichen Funktionsketten auftreten, z. B. zwischen Organen und Geweben wie etwa Muskeln, oder als Wechselwirkung zwischen Psyche und Körper, z. B. als Magenbeschwerden. Während der NIM- Behandlung werden Reize an den für die Korrektur zuständigen Organ- bzw. Körperpunkten gesetzt, die die körpereigenen Regelsysteme beeinflussen. Dies geschieht sowohl über elektrische Impulse in den Nervenbahnen oder über Neurotransmitter (neuronale Mechanismen) als auch über im Blutserum und in den Lymphbahnen gelöste Stoffe wie Immunglobuline oder Lysozym (humorale Mechanismen).

Daneben dürfen die biologischen Effekte nicht unberücksichtigt bleiben. Eine sensorische Reizung an einem Schmerzpunkt kann über die Schmerzrezeptoren (Nozizeptoren) physische und psychische Abwehrreaktionen aktivieren, um z. B. durch vermehrte Muskelanspannung einer akuten Gefährdung entgegenzuwirken. Tritt der Schmerz wiederholt auf, antwortet der Körper mit einem gegen den Schmerz wirkenden (antinozizeptiven) Effekt, indem körpereigene Opioide, sogenannte Endorphine, ausgeschüttet werden.[43,44]

Bei der Behandlung von Schmerzzuständen werden darüber auch Stress-Mechanismen im Körper beeinflusst. Vermindern sich die Schmerzen, reduzieren sich die Stresshormone, was zu einer Stärkung des Immunsystems führt und so das Befinden verbessert.

Von der Psychoneuroimmunologie wissen wir, dass es eine funktionelle Verbindung zwischen dem autonomen vegetativen Nervensystem und dem Immunsystem gibt. Bei einer Stressreaktion wird das Immunsystem gezielt herunter reguliert, damit die gesamte Energie im Überlebenskampf für Gehirn, Muskulatur und Herz bereitgestellt werden kann. Sobald die Gefahr beseitigt ist, entspannt sich der Organismus wieder und setzt die Immunfunktionen in die vorherige Reaktionslage zurück. Führen wir ein Leben im ständigen Überlebenskampf, kann dieser physiologische Mechanismus erhebliche gesundheitliche Probleme mit sich bringen. Denn das häufig oder dauerhaft herunter regulierte Immunsystem macht anfälliger für Infekte und kann zu schwer verlaufenden Infektionskrankheiten führen.

Es birgt zudem ein erhöhtes Risiko, dass sich bösartige Erkrankungen entwickeln. Das wirkt sich insbesondere fatal bei einer chronischen Stressbelastung aus, da der Sympathikus permanent aktiviert bleibt, was zu einer vermehrten Produktion von entzündungsfördernden Botenstoffen und damit zu chronischen Entzündungsreaktionen führt.

Selbst die Qualität unserer Emotionen entscheidet, wie gut oder schlecht unser Immunsystem reagiert. Negative Emotionen gehören zu uns und sind wichtige Orientierungshilfen in unserem Leben. Sie warnen uns vor inneren und äußeren Gefahren und zeigen uns an, wenn uns etwas nicht gut tut oder nicht das »Richtige« ist. Andauernde destruktive Gefühle können aber genauso zu einer Immunsuppression, zu chronischen Entzündungsprozessen und allen mit chronischer Stressbelastung einhergehenden Symptomen führen. Emotionen permanent zu unterdrücken oder auszublenden, kostet ebenfalls sehr viel Kraft und ist ein Vorgang, der eine chronische Stressbelastung auslöst, auch dann, wenn dies nicht so empfunden wird.

Prozesse, die das Immunsystem regulieren, werden neben den biologisch automatisch ablaufenden (vegetativen) Steuerungen auch über hormonelle (endokrine) und neuro-hormonelle (neuroendokrine) Verbindungen gesteuert. Wird in der Behandlung ein sensorischer Reiz an lymphatischen Geweben der Lymphknoten, Milz, Leber, des Darmes oder Knochenmarks gesetzt, kann dabei über die verbindenden vegetativen Strukturen bzw. hormonproduzierenden Drüsen das Immunsystem angeregt und beeinflusst werden, beispielsweise, wenn wir eine Grippe haben. Eine bestimmte Menge an Viren wurde inhaliert und hat sich in den Schleimhäuten des Nasen-Rachen-Raumes vermehrt. Tausende neuer Viren werden so in den Organismus eingebracht.

Das intakte Immunsystem reagiert auf die Infektion und bildet u. a. Antikörper, welche die Viren inaktivieren. Das geschieht im Allgemeinen innerhalb einer Woche, in der auch die Symptome abklingen. Für die Zukunft ist der Körper gegen diese und eng verwandte Virustypen vor neuen Angriffen geschützt.

Das körpereigene Immunsystem ist um ein Vielfaches intelligenter als ein Virus. Dabei geben unsere Makrophagen, das sind unspezifische Fresszellen, Informationen an spezifische Immunzellen, die *B-Lymphozyten,* weiter. Diese produzieren daraufhin exakt *die* Antikörper, die das viruseigene Protein blockieren. In diesen Prozess ist eine Vielzahl von spezialisierten Immunzellen wie natürliche Killer-Zellen, Helfer-T-Zellen, zytotoxische Zellen und andere involviert. Die Immunzellen erkennen fremde Eiweiße, empfangen, lesen und interpretieren die Nachrichten ganz genau, arbeiten zielgerichtet und entwickeln daraus neue Verteidigungsstrategien.

Woher weiß der Körper, was er tun muss?

Die Körperintelligenz funktioniert gleichzeitig auf verschiedenen Ebenen. Sie balanciert überall im Körper Billionen von Zellen aus und synchronisiert, koordiniert und steuert sie sehr effektiv. Hier offenbart sich die Weisheit des Körpers und sein Wissen darum, wie genau sie einzusetzen ist. Der rationale Verstand kann dies nicht. Interessanterweise funktioniert das Immunsystem auch bei Alzheimer-Patienten perfekt und kann Informationen fremder Eiweiße analysieren und zielgerichtet darauf reagieren.

In der NeuroIntegrativen Medizin nutzen wir diese Körperintelligenz, indem wir durch einen mechanischen Reiz die elektrische Aktivität der Zelloberfläche mit ihren Rezeptoren verändern. Dies geschieht ähnlich wie in der Akupunktur und je nachdem, wie stark der Reiz ausgeführt wird, variiert die Erregung der zum Gehirn leitenden *afferenten* Nervenfasern. Wird dabei z. B. das sympathische Nervengeflecht (Plexus) stimuliert, kann sich die Mikrozirkulation in den kleinen Blutgefäßen der zu versorgenden Körperbereiche verändern. Bleibt das sympathische Nervensystem anhaltend aktiviert, verengen sich die Blutgefäße, indem sich die glatten Muskelfasern in den Gefäßwänden zusammenziehen. Als Folge werden die Endstromgebiete wie Hände und Füße nicht mehr optimal versorgt, da weniger Blut durch die kleinsten Gefäße fließen kann. Die Auswirkungen reichen von kalten Händen und Füßen bis hin zu schlechten Wundheilungen und absterbenden Körperteilen.

Um die Anpassungsfähigkeit des Organismus in solchen Situationen zu verbessern, nutzen wir in der NIM-Behandlung diese vielfältigen physiologischen Regulationsmöglichkeiten des Körpers für eine heilsame Wirkung.

Die Integration über den postzentralen Gyrus

Der postzentrale Gyrus mit seiner somatosensorischen Gehirnrinde (Cortex) ist das Gehirnareal, in dem die somatosensorischen Informationen verarbeitet werden. Er liegt direkt hinter der Zentralfurche im Parietallappen des Zentralen Nervensystems. Im somatosensorischen Cortex befinden sich Nervenzellen (Neurone), die somatosensorische Reize verarbeiten, interpretieren und uns eine Wahrnehmung dieser Reize ermöglichen.

Der kanadische Neurochirurg Wilder Penfield nutzte Gehirnoperationen an wachen Patienten, um eine Gliederung (Kartierung) der Gehirnareale mit Funktionsmerkmalen anzufertigen. Da im Gehirngewebe keine Rezeptoren schmerzleitender Nervenzellen vorkommen, konnten diese Untersuchungen bei den Operationen ohne Betäubung vorgenommen werden. Wurden bestimmte Areale am somatosensorischen Cortex gereizt, berichteten die Patienten über sensorische Empfindungen in bestimmten Körperregionen. Dies beschreibt die als *Somatotopie* bezeichnete wechselseitige Beziehung von bestimmten Körperarealen mit bestimmten Hirnstrukturen.

Der Entwurf einer somatotopen Karte auf dem somatosensorischen Cortex zeigt die Abbildung eines *Homunculus,* also eines kleinen Menschen, jedoch nicht maßstabgetreu. Besonders ausgeprägt und überrepräsentiert sind Hand und Gesichtsbereich, während Rumpf, Arme und Beine eher klein ausfallen. Wie groß das für einen bestimmten Körperabschnitt zuständige Cortexareal abgebildet ist, hängt von der Dichte der sensorischen Eingänge ab; die Größenrelation verweist auf die Wichtigkeit und Häufigkeit der sensorischen Signale aus dieser Region.[45]

Eng damit verbunden sind die Fähigkeiten:

- Form und Textur durch Berührung zu erkennen (Stereognosie)
- die Position von Körperteilen im Raum wahrzunehmen (Statognosis)
- der Tiefensensibilität, die es ermöglicht, den Körper im Raum einzuordnen (Propriozeption).

Die Funktionen des somatosensorischen Cortex sind *eine* Erklärung für die Wirksamkeit der NIM-Behandlung, denn die ausgetesteten dysfunktionalen Strukturen (Organe, Gelenke, Muskeln etc.) werden über das somatosensorische System im postzentralen Gyrus in beiden Gehirnhälften wahrgenommen. Das geschieht, indem die sensorischen Nerven der betreffenden Körperareale durch Druck-, Vibrations-, Dehnungs- oder Bewegungsreize aktiviert werden und eine Information über das Rückenmark an den somatosensorischen Cortex weitergeleitet wird.

Damit die Berührungsreize bzw. die Wahrnehmung der Körperhaltung intensiviert verarbeitet werden können, werden die Rezeptoren im Hautareal auf der Schädeldecke oberhalb der somatosensorischen Gehirnrinde durch Beklopfen aktiviert. Ein Antippen dieses Hautareales bei gleichzeitiger Berührung der funktionsgestörten Körperstelle verstärkt nochmals das Erkennen, sodass die gestörte Körperfunktion von Gehirn und Nervensystem identifiziert und behoben werden kann.

Zusätzlich werden Informationen über das Perineurium – ein spezielles Bindegewebe, in dem die Nervenfasern gebündelt sind – weitergeleitet. Dieses spezielle Bindegewebe umgibt das gesamte Nervensystem. Jede Nervenfaser im Körper ist vollständig in Perineuralzellen eingebettet, sodass die Nerven gut gestützt und geschützt sind. Gleichzeitig ist es ein enorm schnelles Kommunikationsnetzwerk, das in Nanosekunden jeden Teil des Körpers verbindet. Dieses Netzwerk arbeitet mit Gleichstrom in niedriger Spannung, der die Reparatur von Verletzungen steuert und kontrolliert.[46]

Ohne elektrische Ströme könnte unser Körper nicht existieren

Ein weiterer Faktor für die Wirksamkeit der NeuroIntegrativen Medizin ist der Tatsache geschuldet, dass unser Körper und unser Gehirn elektromagnetische Resonanzsysteme sind. Gehirnwellen sind hierbei synchrone Schwingungen von aktiven Neuronen (Nervenzellen). Sie lenken den Gesamtbetrieb des Nervensystems und regulieren das Bewusstsein. Dieses System reagiert auf magnetische Felder. Bei der NIM-Behandlung wird durch die Berührung unserer Hände eine Frequenz zwischen 0,3 bis 30 Hz abgegeben, die die magnetischen Felder unserer Patient*innen beeinflusst.[47] Forschungen konnten zeigen, dass Frequenzen zwischen 2-30 Hz für die Regeneration von Nerven, Knochen, Bändern und Fibroblasten von entscheidender Bedeutung sind.

Die Grundlage dieser Forschung ist ein magnetisches Phänomen, bekannt als »vorübergehender Hall Effekt«.[48,49] Wenn die Haut berührt wird, werden verschiedene Berührungsrezeptoren wie Tast-, Druck-, Vibrations-, Temperatur- und Schmerzrezeptoren stimuliert, die die Informationen dieser Empfindungen über eine sensorische Nervenbahn des Rückenmarks an das Gehirn melden. Die Nervenleitung geht dabei über den Hirnstamm zum Thalamus, dem »Tor des Gehirns«, und übermittelt Botschaften des Berührungs- und Lokalisationssinnes. Dieser Weg ist direkt verbunden mit dem postzentralen Gyrus und der sensomotorischen Gehirnrinde.

Die sensorischen Informationen werden dabei durch verschiedene Gehirnareale, die Magic Seven, beeinflusst, die in der NeuroIntegrativen Medizin besondere Berücksichtigung finden.

Die Magic Seven

Der *Präfrontale Cortex* (PFC) bildet in unserem Gehirn den vordersten Teil des Stirnlappens und ist beim Menschen aufgrund seiner Bedeutung für soziale Aufgaben innerhalb der Gruppe besonders stark ausgebildet. Im PFC finden abstraktes Denken ebenso wie bewusste Emotionen und die Kontrolle von Emotionen statt. Der PFC ist verantwortlich für unser Planen, Organisieren, für die Gedanken sowie für das Gefühl von Recht und Unrecht. Als Teil unseres moralischen Gehirns vergleicht der PFC die momentane Situation mit Erinnerungen vergleichbarer Situationen und entscheidet über angemessenes oder unangemessenes Handeln. Durch das Verbinden unterschiedlicher Wahrnehmungen und Ideen ist der PFC an unserem bewussten Erleben und an unserem Zeitempfinden beteiligt. Nur beim Träumen ist der PFC ausgeschaltet.

Bei der NIM-Testung wird der PFC in die Behandlung eingeschlossen, wenn Prozessabläufe thematisiert werden, z. B. um nachzuvollziehen, was der Patient oder die Patientin macht, wenn er oder sie morgens aufsteht.

Der *Prämotorische Cortex* (PMC) ist als Teil des frontalen Cortex für unsere bewussten und unbewussten Handlungen und Bewegungen verantwortlich. Das unbewusste Handeln im PMC setzt bereits zwei Sekunden vor der Bewegung ein und nimmt damit zukünftiges Verhalten und Erleben bereits vorweg (Antizipation). Die Planung, also die bewusste Hirnaktivität, setzt erst Bruchteile einer Sekunde vor der Bewegung ein. Der PMC steht also für Antizipation und für sensorisch (akustisch, visuell, taktil, d. h. durch Tasten) geführte Bewegungen. Aktiviert werden kann der PMC durch Ankündigung einer Handlung wie z. B.: »Ich werde Sie gleich bitten, Ihren rechten Fuß an Ihr linkes Bein zu führen«.

Der *Hippocampus* ist Teil des limbischen Systems und liegt an der Innenseite des Schläfenlappens. Er verbindet Ereignisse mit Sinneseindrücken, insbesondere mit Gerüchen, da die Riechareale eng mit den Emotionsarealen im limbischen System verbunden sind. Er kodiert Erinnerungen, ruft sie ab und lässt uns so unsere früheren Erfahrungen mit Sinneseindrücken wieder erleben. Außerdem speichert er Erinnerungen ins Langzeitgedächtnis, ruft sie von dort ab und ermöglicht uns die räumliche Orientierung und das Navigieren im Raum.

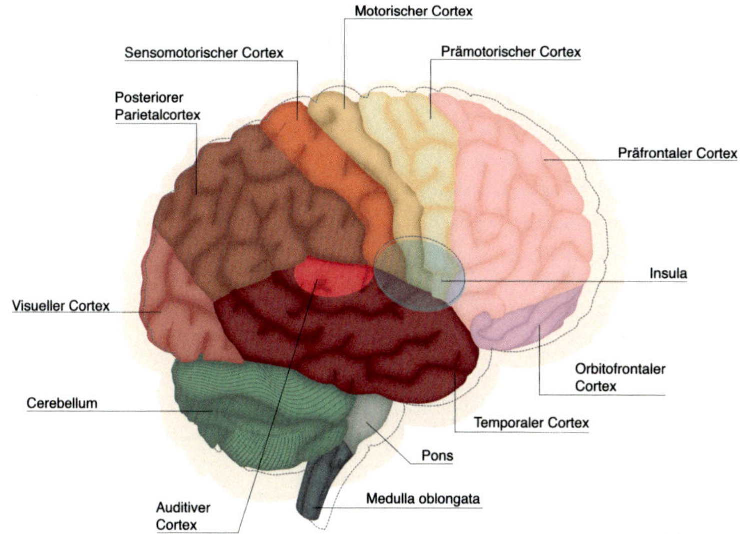

Abb. 06:
Lokalisation der für die NIM-Behandlung
wichtigen Gehirnrinden-Areale

Zum Abrufen gespeicherter Erinnerungen aus dem Hippocampus kann der Patient oder die Patientin gebeten werden, sich den Heimweg zur Wohnung vorzustellen.

Der *Visuelle Cortex* liegt im Hinterhauptlappen (Okzipitallappen). Dort werden visuelle Informationen verarbeitet, die von den Augen über den Thalamus und die Sehstrahlung das gesamte Gehirn durchqueren. Aufgeteilt in Sehrindenareale, kombiniert er die verschiedenen Aspekte wie Farbe, Form, Tiefe und Bewegung zu einem Gesamtbild. Wird eines dieser Areale geschädigt, führt das zwangsläufig zum Verlust der jeweiligen Sehqualität. Die Sehbahnen kreuzen sich teilweise hinter den Augen, sodass das gesehene Objekt von beiden Augen auf beiden Seiten der Sehrinde abgebildet wird. Diese Kombination ermöglicht uns räumliches Sehen. Die Verknüpfung mit anderen Gehirnarealen erlaubt uns ein gesehenes Objekt wiederzuerkennen, zu benennen und damit einhergehende Gefühle und Assoziationen zu verbinden.

In der NIM-Testung können wir diese Fähigkeit nutzen, indem wir den Patienten oder die Patientin bitten, sich eine beliebige Situation aus seinem bzw. ihrem Leben vorzustellen, die mit einem bestimmten Gefühl wie z. B. Freude verbunden ist.

Der *Auditive Cortex* liegt im Schläfenlappen (Temporallappen) und verarbeitet *gehörte* Informationen. Durch das komplex organisierte Ohr wird Schall in Form von Schwingungen aufgenommen, im Innenohr in elektrische Impulse umgewandelt und über den Hörnerv an den Hirnstamm weitergeleitet. Von dort erreicht er über komplizierte Bahnen die Hörrinde. Die Art der Geräusche, ihre Frequenz, Richtung und Schallstärke sind dann das Ergebnis der zentralen Verarbeitung, also der Vernetzung in unserem Gehirn.

Aktiviert wird die Hörbahn in der NIM-Testung mittels Geräuschen, z. B. durch das Schnalzen oder Reiben der Finger oder Klatschen der Hände.

Das *limbische System* ist eine Struktureinheit des Gehirns mit Sitz am inneren Rand der Hirnrinde und damit im Zentrum des Gehirns. Zum limbischen System gehören verschiedene anatomische Strukturen, die den Hirnstamm umgeben und bei der Entstehung, Bewertung und Erinnerung von Emotionen zusammenwirken.

Eine entscheidende Rolle spielt das limbische System auch bei unserem instinktiven und impulsiven Verhalten und den emotionalen Bewertungen von Ereignissen mit dem sich daraus ergebenden Gefühl von Sicherheit oder Unsicherheit.

Aktiviert wird das limbische System bei der NIM-Testung über das Ansprechen eines mental bewussten emotionalen Themas, das den Patienten oder die Patientin umtreibt, z. B. »Denken Sie bitte an etwas, was Sie ärgert«.

Das *Zellgedächtnis* basiert auf der DNA, dem genetischen Material unserer Körperzellen, das auch als *holografisches* Gedächtnis bezeichnet wird, denn jede Zelle unseres Körpers hat als Teil des Ganzen alle Informationen aus unserem aktuellen Leben verfügbar.

In der NIM-Testung wird das Zellgedächtnis aktiviert, indem der Patient oder die Patientin aufgefordert wird, sich zwei verschiedene Gegenstände, z. B. Äpfel und Orangen, gleichzeitig vorzustellen und zu vergleichen.

Das hochdynamische Gesamtsystem Mensch

Gehirnentwicklung und Vernetzung zwischen Gehirn und Körper

Als neurointegrativ tätige Ärztinnen benötigen wir genaue Kenntnisse der

- menschlichen Anatomie (wie ist der Körper aufgebaut),
- der Physiologie (wie funktioniert unser Körper),
- Neurologie (wie sind das zentrale, periphere und autonome Nervensystem aufgebaut und wie funktionieren sie),
- der Pathologie (was sind Krankheiten und welche Veränderungen machen sie an den Organen),
- der Immunologie (wie funktionieren die Abwehrkräfte unseres Körpers) und
- der Endokrinologie (welche Hormone spielen welche Rolle)

Nur mit Wissen und Kenntnis von den Zusammenhängen zwischen diesen »Fächern« kann es gelingen, gestörte Informationswege innerhalb des Körpers ganzheitlich zu erkennen und zu korrigieren. Dabei nimmt das Gehirn mit seinen vielfältigen, komplexen Aufgaben und seinen allumfassenden internen und externen Vernetzungen eine wichtige Stellung ein.

Bei genauem Hinsehen ist die Natur voller unglaublicher Wunder. Unser Gehirn ist eines davon. Es hat 100 Milliarden Nervenzellen und 100 Billionen Verbindungen zwischen den Nervenzellen, eine Zahl, die sich wohl niemand wirklich vorstellen kann. Dank unseres Gehirns können wir eine Vielzahl von Gefühlen wahrnehmen und es befähigt uns, unsere Umwelt zu erfahren und zu verändern, zu kommunizieren, Informationen zu speichern und ein ganzes Leben zu erinnern.

Innerhalb der ersten 12 Wochen der Entwicklung eines Embryos im Mutterleib entstehen sämtliche Organe, die ab dem vierten Lebensmonat weiter ausgebildet werden. So entwickeln sich z. B. aus dem Ur-Nierengang – einer bei beiden Geschlechtern vorhandenen embryonalen Genitalanlage – bis zur Geburt die funktionstüchtigen Nieren und die ableitenden Harnwege wie Harnleiter, Blase und Harnröhre. Die Anlage weiblicher und männlicher Geschlechtsorgane ist bis zur sechsten Woche nach der Befruchtung abgeschlossen.

Auch das menschliche Gehirn ist bereits im Embryo angelegt und differenziert sich bis nach der Geburt. Eigentlich bildet sich unser Gehirn während unseres ganzen Lebens weiter aus. Gehirnstrukturen und -funktionen verändern sich stetig, was u. a. beim Lernen eine große Rolle spielt und als *Plastizität* beschrieben wird.

Der Fötus kann ab dem sechsten Monat Geräusche von außerhalb der Gebärmutter wahrnehmen. So hört er angenehme Geräusche wie Musik oder die zärtliche Zuwendung seiner Mutter, aber auch unangenehme Geräusche, durch die er gestresst wird oder Angst bekommt. Schmerzen empfindet das Kind ebenfalls ab dem sechsten intrauterinen Entwicklungsmonat.

Die Ausbildung unseres Gehirns erfolgt über molekulare, zelluläre und chemische Prozesse. In der frühen Gehirnentwicklung spezialisieren sich Stammzellen schrittweise in ausgereifte Nervenzellen (Neurone) und Gliazellen, die als Hauptbestandteil des Gehirns den zweiten wichtigen Zelltyp im Gehirn darstellen. Beide Zelltypen organisieren sich in Mustern und bilden die Gehirnanteile aus. Dabei werden Neurone im Überfluss hergestellt und nach Bedarf durch programmierten Zelltod auf das benötigte Maß reduziert.

Sowohl auf dem Weg in ihre Spezialisierung als auch an ihrem Bestimmungsort selbst bilden die Neurone Fortsätze aus, sogenannte Axone. An ihrem Ende befinden sich als Kontaktpunkte die Synapsen, mit denen sie untereinander Informationen austauschen. Axone, die sich im falschen Zielgebiet angesiedelt haben, sterben wieder ab, um Fehlschaltungen zu vermeiden. Die Verbreitung der Axone und die neuronale Vernetzung über Synapsen werden von verschiedenen Molekülen gesteuert. Hat eine Synapse zwei nicht zueinander passende Neurone verbunden, wird diese Verbindung wieder aufgelöst, ein Prozess, der zur Gehirnentwicklung dazugehört und in großem Umfang geschieht. Diese molekularen Erkennungsmechanismen sind vor allem für die frühe Gehirnentwicklung entscheidend.

Signalproteine steuern die Differenzierung des Gehirns in bestimmte Bereiche wie Großhirn, Kleinhirn, Rückenmark etc. Treten dabei genetisch bedingt Fehler auf, können schwere Fehlbildungen des Gehirns die Folge sein.[50,51]

In späteren Entwicklungsstadien des Fötus im Mutterleib kommen weitere Mechanismen hinzu. Diese kümmern sich um die elektrische Aktivität der Nervenzellen, die für die Gehirnentwicklung wichtig ist. Die Stärke der elektrischen Verbindung zwischen zwei Neuronen ist veränderbar, und zwar in beide Richtungen, je nach den Erfordernissen.

Die Großhirnrinde, der Neocortex, ist das charakteristische Kennzeichen des menschlichen Gehirns. Sie unterscheidet unser Gehirn von dem aller anderen tierischen Verwandten. Wie ein gefaltetes Tuch bedeckt sie das Gehirn und hat eine Dicke von zwei bis fünf Millimetern. Das Gen, das für die Ausbildung der gefalteten Großhirnrinde verantwortlich ist, wurde erst kürzlich von der Hirnforschung entdeckt.

Da Untersuchungen am gesunden menschlichen Gehirn ausschließlich indirekt, d. h. über Elektroencephalogramme und bildgebende Diagnostik wie MRT möglich sind, verdanken wir einen wichtigen Teil unserer heutigen Kenntnisse über das menschliche Gehirn den Rückschlüssen aus den Befunden erkrankter Gehirne. Wie wir aus Untersuchungen von Patient*innen mit Hirnverletzungen und Hirnblutungen wissen, sind die Aufgaben einzelner Gehirnareale hoch spezialisiert. So führen z. B. Schäden an Gehirnbereichen außerhalb der Großhirnrinde zu eher diffusen Verhaltensstörungen, während die Schädigungen z. B. durch eine Hirnblutung mittels MRT sehr gut lokalisierbar und den Ausfallerscheinungen exakt zuzuordnen sind. Der weltweit bekannte Fall des Phineas Gage zeigte erstmals, dass die Persönlichkeitsentwicklung im Präfrontalcortex, dem vordersten Bereich der Großhirnrinde, lokalisiert ist. Seine spektakuläre Kopfverletzung mittels einer Eisenstange, die den linken präfrontalen Cortex durchbohrt hatte, führte zwar zu einer wesentlichen Persönlichkeitsveränderung, die wichtigen Gehirnfunktionen wie Motorik, Lesen, Sprache und Gedächtnis waren jedoch erhalten geblieben.[52]

Heutzutage können mittels funktionellem MRT (fMRT) im gesunden Gehirn Reaktionen bestimmter Hirnareale bestimmten Reizen zugeordnet werden. So zeigen sich Aktivitätsmuster für Begeisterung im fMRT an unterschiedlichen Stellen bei Vogelstimmen-Experten, wenn sie den Gesang von Vögeln hören, und bei Liebhabern von schnellen Autos beim Hören des für sie aufregenden Sounds.

2014 erhielt der Direktor des Max Planck-Instituts für biophysikalische Chemie, Stefan Hell, den Nobelpreis für die Entwicklung eines STED-Mikroskops, das erstmalig Beobachtungen im Nanobereich zulässt.[53] Mit dieser Technologie war es Forschern des Max Planck-Instituts für Neurobiologie in Martinsried bei München möglich, die oberen Hirnschichten von Mäusen beim Lernen zu beobachten und dabei live zu sehen, wie die Zellfortsätze der Nervenzellen, die Dendriten, wachsen.[54]

Unsere Sinne

Über unsere Sinne Sehen, Hören, Riechen, Schmecken, Fühlen und den sechsten Sinn, unser Gleichgewichtsorgan, stehen wir permanent im Austausch mit unserer Umwelt. Unsere Sinne sind dabei eingebettet in komplexe, hochdynamische Netzwerke des Gehirns, und je nachdem, wie wir die Dinge sehen, riechen, schmecken, hören und fühlen, erleben wir die Umwelt als sicher oder unsicher bzw. Angst erzeugend.

Das *Sehen* ist eine wichtige Funktion für die Erfassung unserer Umwelt. Dazu reicht jedoch nicht die alleinige Abbildung des Gesehenen auf unserer Netzhaut aus. Erfassen können wir unsere Umwelt erst, wenn unsere Erfahrungen von vielschichtigen Eindrücken, Vorlieben und Abneigungen in höheren Hirnregionen miteinander verknüpft werden. Da jede*r von uns andere Erfahrungen und Gefühle mit erlebten visuellen Eindrücken verknüpft, erklärt sich, warum derselbe Ausschnitt der Umwelt von verschiedenen Menschen unterschiedlich wahrgenommen wird. Das betrifft nicht nur die Art und Weise, wie wir Farben oder Bilder erleben, sondern z. B. auch Zeugenaussagen, wenn derselbe Zeuge das Geschehen mit zeitlichem Abstand anders als unmittelbar nach dem Ereignis sieht, beeinflusst durch die immer wieder gestellten Fragen und Eindrücke bei seinen Aussagen, oder wenn verschiedene Zeugen ganz unterschiedliche Eindrücke und Realitäten von einem Geschehen wiedergeben. Dadurch wird eine objektive Beurteilung für diejenigen, die die »Wahrheit« finden sollen, extrem schwierig. Was ist wahr und was ist Erinnerung aus einem Mix von Eindrücken, die durch Gefühle verbunden sind? »Objektive« Wahrheit scheint hier nicht möglich zu sein. Es kann sie nicht geben.

Das *Riechen* ist der mit ca. 500 Mio. Jahren älteste Sinn bei Säugetieren und ist mit den sogenannten primitiven Hirnarealen, u. a. den Fluchtreflex auslösenden Bereichen, verbunden. Unser Geruchssinn ist mit enormen 400 Genen im menschlichen Genpool repräsentiert. Die räumlich sehr nahe angesiedelte Verbindung zwischen dem Riechkolben, dem Mandelkern, in dem die Bewertung einer Situation stattfindet sowie dem Hippocampus als Ort des Gedächtnisses, bewirkt, dass Geruchswahrnehmungen alte Erinnerungen und Gefühle auslösen, die manchmal bis in die Kindheit zurückreichen.

Besonders und einzigartig ist, dass unsere Riechsinneszellen alle zwei Monate erneuert werden. Der Grund dafür ist bisher unbekannt. Auch in den Riechkolben, die die Aktivität der Riechsinneszellen weiterleiten, werden aus neuronalen Stammzellen ständig neue Neurone in das neuronale Netzwerk eingebaut. Von den Riechkolben ziehen verschiedene Fasern über den Thalamus in unser Frontalhirn. Dort findet das sogenannte retronasale Riechen statt. Beim Essen gelangen flüchtige Aromen über den Rachenraum in die Nasenhöhle zu den olfaktorischen Rezeptorzellen. Diese Riechsensationen werden gleichzeitig an den Mandelkern geleitet und stellen so den Zusammenhang zwischen Gerüchen und Gefühlen her.

Unser Riechen ist eng mit unserem *Schmecken* verknüpft. Beide Sinne sind chemische Sinne. Hauptgeschmacksorgan ist unsere Zunge, deren Papillenarten sechs verschiedene Geschmacksrichtungen, süß, salzig, sauer, bitter, scharf und herb differenzieren können. Die Geschmacksinformationen gelangen von den Geschmacksknospen auf der Zunge über Hirnnerven ins Gehirn.

Das *Hören* ermöglicht uns ein Orientieren im Raum und zwar sowohl akustisch als auch hinsichtlich des Gleichgewichtssinnes. Über den Gehörgang nimmt das Ohr Geräusche auf, die vom Trommelfell und der daran anschließenden Kette der Gehörknöchelchen als Schwingungen auf die Flüssigkeit des Innenohres übertragen werden. Umgewandelt werden die Wellen in elektrische Potenziale über die sensiblen Haarzellen der Schnecke, eines Teils des Innenohres. Diese elektrischen Potenziale gelangen über den Hörnerven, den Hirnstamm und den Thalamus in die sogenannte Hörrinde. Die verschiedenen Anteile der Hörrinde können Geräusche nach Frequenzen unterscheiden, verarbeiten und lokalisieren. So verlor ein Patient, der in jungen Jahren ein Schädel-Hirn-Trauma erlitten hatte, einen sehr genau definierten Frequenzbereich seines Hörens und konnte deshalb bestimmte Töne nicht mehr wahrnehmen.

Das Gehör ist bei der Geburt unser am besten ausgebildeter Sinn. Etwa ab der 28. Lebenswoche kann das ungeborene Kind im Mutterleib hören. Beim Empfangen und bei der Bewertung der Geräusche sind beide Gehirnhälften in gleicher Weise beteiligt. Dabei ist unser Hören weitaus sensibler und genauer als unser Sehen. Das liegt daran, dass wir uns hörend orientieren. Wir nehmen mit einem gesunden Gehör selbst sehr leise Geräusche wahr. Und das Gehör kann zwei Töne innerhalb von nur fünf Millisekunden (ms) unterscheiden, während das Auge eine Zeitdifferenz von 40 ms benötigt, um zwei verschiedene Farbeindrücke wahrzunehmen. Diese Eigenschaft nutzt die moderne Forschung mittels sogenannter Sonifikation, um Oberflächen in akustischer Form darzustellen und zu erkennen. So hilft die Sonifikation Menschen, denen eine künstliche Hüfte eingesetzt wurde, in der Rehabilitation, gleichmäßige Bewegung schneller zu erlernen.[55]

Manche Menschen haben die Fähigkeit, Farben riechen oder Töne sehen zu können. Diese sogenannte *Synästhesie* versetzt das Gehirn in die Lage, mehrere Sinne gleichzeitig zu aktivieren. Ein berühmtes Beispiel war der Dirigent Karl Böhm, der seine Wiener Philharmoniker einmal anwies: »Meine Herren, spielen's a bisserl mehr blau«.

In der NIM-Therapie eingesetzte Farbbrillen können bewirken, dass ein bis dahin unüberwindlich erscheinendes Problem gelöst werden kann, weil das »Farbsehen« die Wahrnehmung der Situation verändert.[56] Oder bei Erlebnissen, die unserem Erinnerungsvermögen nicht zugänglich sind, können über Farben tiefe Bereiche des Unterbewusstseins erreicht werden. Über den Sehnerv, den Nervus opticus, besteht eine direkte Verbindung zum limbischen System, welches durch die Farbfrequenzen aktiviert wird.

Entsprechend der Chakrenlehre haben die Farben bestimmte Organ-Zuordnungen und wie Sie im nachfolgenden Kapitel über Energiemedizin noch lesen werden, ist jedes Organ mit bestimmten Emotionen verbunden. So konnte beispielsweise eine 41-jährige Patientin mit mangelndem Selbstwertgefühl und wiederholten Panikanfällen eine bevorstehende, für sie herausfordernde Situation zu ihren Gunsten verändern, nachdem das seit ihrer Kindheit bestehende Gefühl der Hilflosigkeit mithilfe einer gelben Farbbrille behandelt werden konnte.

Fühlen entsteht durch das Wahrnehmen von äußeren Reizen auf der Haut, unserem größten Sinnesorgan. Ihre Rezeptoren sind hoch spezialisiert auf verschiedene Qualitäten von Reiz und Berührung, wie Druck, Vibration, Temperatur und Schmerz, die mit Erinnerungen verbunden sein können. Manuelle Therapeut*innen erleben gelegentlich, dass durch professionelle Berührungen in der Physiotherapie Körperreaktionen wie plötzliches und unvermitteltes Weinen oder vermehrte Muskelanspannung ausgelöst werden, die wiederum völlig unerwartet Erinnerungen an traumatische Ereignisse hervorrufen können. Grundlage für diese Beobachtung ist die Tatsache, dass traumatische Erlebnisse, auch die vorheriger Generationen, über die Gene übertragen werden.[57]

Ganz selten werden Menschen ohne Schmerzempfinden geboren, was sehr nachteilig für das Überleben ist, da u. a. die Warnfunktion des Schmerzes fehlt und deshalb ein viel höheres Verletzungsrisiko besteht. Fühlen ist aber auch eine seelische Leistung. Denn obwohl in vielseitigen neurophysiologischen Ansätzen bereits Gefühle gemessen wurden, können die Resultate nicht als einheitlich und kollektiv gültige Werte herangezogen werden. Dies wiederum legt nahe, dass das Deuten von Gefühlen individuelle bzw. subjektive Bewusstseinsqualitäten oder Ichzustände sind.[58]

Gefühle sind das Produkt von verarbeiteten Reizen, die ihren Ursprung in unseren Sinnesorganen haben. Sie vermitteln uns ein Bild von der uns umgebenden Welt und den Vorgängen in unserem eigenen Körper. Gefühle sind also nicht nur das Produkt äußerer Wirklichkeit, sondern auch davon, welche Eindrücke wir von dieser Wirklichkeit erlangen und wie wir sie bewerten.[59]

So kann ein- und dieselbe Situation von verschiedenen Menschen sehr unterschiedlich beurteilt werden.

Die *Tiefensensibilität* (Propriozeption) ermöglicht es uns, unseren Körper im Raum einzuordnen. Wenn Sie die Augen schließen, sind Sie trotzdem in der Lage, die Haltung Ihres Körpers und die Stellung Ihrer Arme und Beine genau zu kennen. Ist die Propriozeption gestört, müssen Sie z. B. durch Hinschauen auf den Boden Ihre Schritte steuern. Oder es ist Ihnen unmöglich, den Finger bei ausgestrecktem Arm und geschlossenen Augen exakt an Ihre Nasenspitze zu führen. Gesteuert wird die Tiefensensibilität an den Muskelansätzen, den sogenannten Golgi-Organen, die Gehirn und Gelenke über Nerven und Synapsen miteinander verbinden.

Der Phantomschmerz ist ein Thema der Propriozeption. Wenn z. B. ein Arm nach einem Unfall amputiert werden musste, können trotzdem weiterhin Empfindungen wie Schmerzen, Jucken etc. in diesem Bereich auftreten, weil die sensorischen Nervenbahnen des amputierten Arms nach wie vor im Gehirn bestehen bleiben. Anders ausgedrückt: Das Gehirn weiß nicht, dass der Arm fehlt. Das liegt daran, dass benachbarte Hirnareale den fehlenden sensorischen Input übernehmen. Ergebnisse neuerer Forschungen zeigen, dass die Plastizität des Gehirns den Phantomschmerz vermindert, wenn Betroffene eine elektrische Prothese erhalten, die sie selbst über Muskelsignale steuern können.

Die besondere Rolle der Amygdala: Angst und Körperwahrnehmungsstörungen

Die Amygdala (Mandelkern) ist von vitaler Bedeutung für das Erkennen von Gefahr und für Angstverhalten, aber auch für die emotionale Bewertung von Situationen und Dingen. So schützt uns Angst vor Gefahren, ist aber hinderlich, wenn sie irrational ist. Lange wurde angenommen, dass die Amygdala ausschließlich der Alarmmelder für äußere Gefahrenreize ist. Neuere Forschungen zeigen, dass sie auch für die Körperwahrnehmung eine wichtige Rolle spielt. Ist diese gestört, können daraus tödliche Gefahren resultieren, wie im Falle der Anorexia nervosa, eines Krankheitsbildes, bei dem besonders junge Mädchen Nahrung als abstoßend empfinden und das Essen verweigern oder sogar aktiv erbrechen. Es entsteht eine schwere Mangelernährung, die zum Tod führen kann.

Die Forschung an gesunden Proband*innen[60] hat gezeigt, dass die Unversehrtheit der Amygdala unverzichtbar ist, um ein präzises Verständnis von unserem Selbstbild zu behalten. Es könnte also eine wesentliche Aufgabe der Amygdala sein, uns vor einer verzerrten

Selbstwahrnehmung, wie beispielsweise bei einer Schizophrenie oder bei der Anorexia nervosa und dem daraus folgenden Verlust der Verhaltenskontrolle über unseren Organismus zu schützen. Für diese *modulatorische* Rolle der Amygdala gibt es bisher keine wissenschaftliche Erklärung.[61]

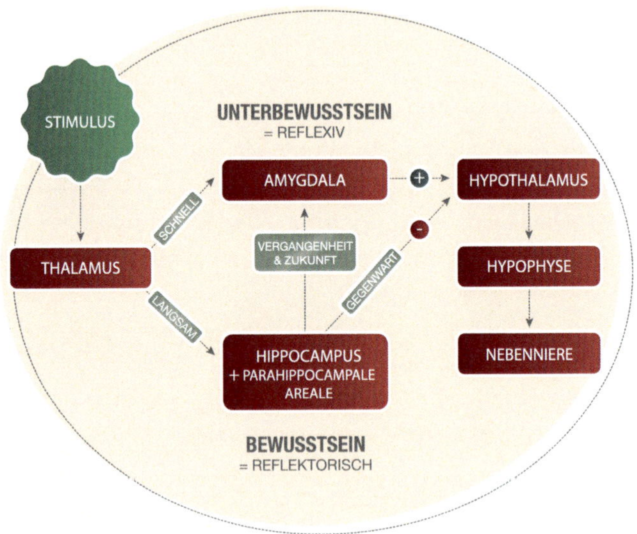

Abb. 07: Reizverarbeitung

Am Max Planck Institut für Neurobiologie in Martinsried bei München erforscht die Arbeitsgruppe von Rüdiger Klein die molekulare Steuerung der verschiedenen Verhaltensreaktionen durch die Amygdala und ihre Schaltkreise.[62] Ihr Forschungsansatz liegt bei den sogenannten Lenkungsmolekülen, kleinen Signalgebern, die Nervenzellen während der Gehirnentwicklung an ihren Zielort lenken.

Bereits 2011 hat der amerikanische Psychologe Luiz Pessoa beschrieben, wie die Funktion der Amygdala von den Interaktionen und spontanen Verknüpfungen im Gehirn abhängig ist: So projiziert sie unsere Aufmerksamkeit mit in das Frontalhirn und den visuellen Cortex und spielt eine maßgebliche Rolle bei unserer Einschätzung von Werten und bei unserer Entscheidungsfindung.[63]

Lernen und Gedächtnis

Effektivität und Kapazität unserer *Lern- und Gedächtnisvorgänge* sind im Vergleich zu jenen aller anderen tierischen Verwandten besonders stark ausgeprägt und bis ins hohe Alter verfügbar. Sie sind eine der Grundlagen für unsere Kultur und unsere Persönlichkeit. Der Verlust des Gedächtnisses führt zum Verlust der Biografie und mithin der Persönlichkeit, wie es bei der Alzheimer-Demenz sehr eindrücklich beobachtet werden kann. Der österreichisch-US-amerikanische Neurowissenschaftler Eric R. Kandel, dem für seine Hirnforschungen im Jahr 2000 der Nobelpreis für Medizin verliehen wurde, hat herausgefunden, dass im gesamten Tierreich, sowohl bei den Wirbellosen als auch bei den Wirbeltieren, dieselben molekularen Bausteine für Lern- und Speichervorgänge verantwortlich sind.

Für *Lernen und Gedächtnis* werden beim Menschen verschiedene Gehirnanteile einbezogen. Aus Tierversuchen ist bekannt, dass der Hippocampus eine große Rolle für das episodische Gedächtnis – die Autobiografie – sowie für das Fakten-Gedächtnis und die Orientierung spielt. Emotionale, motorische und prozedurale Gedächtnisleistungen werden in anderen Gehirnarealen verschaltet. Beim Lernen kommt es zur Neuentstehung von Nervenzellen. Soweit heute bekannt ist, geschieht dieser Prozess der Neurogenese bei Erinnerungen von Fakten und Ereignissen vor allem und lebenslang im Hippocampus, der daher ein zentraler Ort des Lernens ist und am Informationsübergang vom Kurzzeit- ins Langzeitgedächtnis beteiligt ist.

So haben Londoner Taxifahrer einen deutlicher ausgeprägten Hippocampus als Nicht-Taxifahrer, was sich durch die große Menge an Fakten über Straßen, Ortsteile, Wegstrecken etc. erklären lässt, die sie sich im Langzeitgedächtnis merken müssen.[64,65]

Ausreichender Schlaf ist wichtig, um Inhalte aus dem Kurzzeitgedächtnis in das Langzeitgedächtnis zu überführen. Der Schlaf ist für die langfristige Speicherung und Vernetzung neu erworbenen Wissens und somit für das Lernen unerlässlich. Während des Schlafes überträgt der Hippocampus Gedächtnisinhalte in die langsamer lernende Großhirnrinde, wobei sich die Informationen dort allmählich fest einschreiben. Dafür müssen die Nervenzellaktivitäten in den beteiligten Gehirnarealen präzise aufeinander abgestimmt sein. Bei älteren Menschen gelingt die *Konsolidierung von Gedächtnisinhalten* während des Schlafes nicht mehr so gut wie bei jüngeren.[66]

Bei Menschen, die mehr vergessen als andere, sind die Gehirnwellen im Hippocampus und in der Großhirnrinde weniger präzise synchronisiert, wie die beobachteten Gehirnaktivitäten von Proband*innen im Schlaf zeigten.[67]

Wie die Plastizität unseres Gehirns funktioniert, lässt sich anhand des funktionellen MRT (fMRT) darstellen, das es Neurowissenschaftlern erlaubt, bestimmte Hirnfunktionen nachzuweisen. So zeigten Spieler mit Gaming-Erfahrung im Vergleich zu Anfängern bei Untersuchungen ein erkennbar vermindertes Volumen der grauen Substanz des Frontallappens (orbitofrontaler Cortex).[68] Dieser Bereich des Gehirns ist im Besonderen zuständig für die emotionale Kontrolle des Verhaltens und für Entscheidungen. Die Ergebnisse, die darauf verweisen, dass ein reduziertes Gehirnvolumen im Frontalcortex eine Folge regelmäßigen Computerspielens sein könnte, sehen die Forscher als besorgniserregend an, denn eine Verminderung des frontalen Gehirnvolumens kann die Regulierung von Emotionen und Entscheidungsfindungen negativ beeinträchtigen. Eine andere besorgniserregende Entwicklung zeigt die ununterbrochene Nutzung von Smartphone und Internet bei Jugendlichen. Sie bleiben in ihrer Reife zurück. Verhaltenstests zeigen, dass heutige 20-Jährige in ihrer Entscheidungsfindung und ihrer Ausdauer den Entwicklungsstand von 12-Jährigen haben. Durch die ständige Verfügbarkeit des Internets bestehen keine oder kaum mehr Zeiten von Nichtstun und Langeweile. Genau diese braucht es aber zur Reifung der Persönlichkeit.[69]

Strukturveränderungen des Gehirns sind im fMRT ebenfalls zu beobachten, wenn motorische Fertigkeiten erlernt werden, wie z. B. das Geige-Spielen. Bei Geiger*innen ist ein Teil des motorischen Cortex deutlich größer ausgeprägt als bei Menschen ohne diese manuelle Fertigkeit. Der Vergleich zwischen den Gehirnen von Hobby- und Profi-Geiger*innen zeigt deutliche Unterschiede in den Gehirnaktivitäten, und zwar sowohl in den motorischen Anteilen der Großhirnrinde als auch in der primären akustischen Hörrinde und im oberen Parietallappen, in dem die motorischen Bewegungsprogramme und das sensorische Feedback integriert werden.

Studien aus der Gerontoneurologie – der Neurologie bei betagten Menschen – haben gezeigt, dass sich bei jeder Kopfarbeit neue Verknüpfungen im Gehirn bilden und andere gelöscht werden. Möglicherweise ist dieser Vorgang als eine Prophylaxe gegen Demenzerkrankungen zu verstehen.

Am meisten an Gehirnleistung profitieren diejenigen, die neben dem Geist auch den Körper fordern. »Der Nutzen von sportlicher Aktivität auf die Gehirnfunktion ist unter allen Vorsorgemaßnahmen mit am besten belegt«.[70] Chinesische Forscher beobachteten über einen Zeitraum von neun Jahren 7500 über 65-jährige Menschen, die regelmäßig moderate Sportübungen ausführten. 383 von ihnen erkrankten im Verlauf der Studie an einer Alzheimer-Demenz. Es konnte gezeigt werden, dass moderate sportliche Betätigung einen Schutz vor Demenz darstellt.[71] Die Ergebnisse anderer Untersuchungen zeigen, dass viel Bewegung in jüngeren Jahren bereits einen gewissen Schutzeffekt vor Demenzerkrankungen im Alter bietet und das Gedächtnis langfristig verbessert. Selbst im Rentenalter hat sportliche Aktivität, je nach Intensität, noch einen positiven Einfluss.[72]

Der physiologische Effekt von Sport auf das Gehirn erfolgt dabei auf verschiedene Weise:

- Sport hält die kleinen Blutgefäße durch die Nährstoffversorgung und den Abtransport schädlicher Stoffe gesund.
- Sport wirkt darüber hinaus anderen Risiken wie Diabetes und Bluthochdruck entgegen und er fördert die Produktion von Wachstumsfaktoren und Botenstoffen, die ihrerseits neue Nervenzellen zum Wachstum anregen und Verknüpfungen fördern.

In der sogenannten Nonnenstudie aus dem Jahre 2003 wurde eine Gruppe von 678 Nonnen zwischen 75 und 106 Jahren über einen längeren Zeitraum regelmäßigen Demenztests unterzogen. Alle Nonnen zeigten bis an ihr Lebensende keine Zeichen einer schweren Demenz, obwohl ihre Gehirne, die nach ihrem Tod untersucht wurden, erstaunlicherweise erhebliche Ablagerungen von Amyloid, den typischen Veränderungen bei der Alzheimer-Demenz, aufwiesen. Eine Erklärung für dieses Phänomen könnte die Theorie der Salutogenese liefern, die drei Faktoren als ausschlaggebend für das Wohlergehen, insbesondere im Alter, benennt:

- ein verstehbares Lebensumfeld
- eine Aufgabe im Leben zu haben
- einen Sinn im Leben zu sehen

Die Studie von Patricia A. Boyle[73] und Mitarbeiter*innen konnte den Befund aus der Nonnenstudie bestätigen. In dieser Studie wies eine Gruppe von 900 fitten, sich selbst versorgenden Senior*innen ein um 52 Prozent niedrigeres Risiko auf, an Demenz zu erkranken, wenn sie einen Sinn in ihrem Leben sahen und Zukunftspläne hatten, als die vergleichende Gruppe ohne diese Faktoren.[74]

Psychoneuroimmunoendokrinologie

Der Physiologe Edward F. Adolph schrieb schon 1982: » Der menschliche Körper ist in seiner Gesamtheit die Summe aus Tausenden von physiologischen Prozessen und Eigenschaften, die zusammen wirken. Jeder Atemzug, jeder Herzschlag schließt das Zusammenwirken unzähliger Ereignisse mit ein. Eine riesige Zahl von Funktionen kann simultan ausgeführt werden. Die Teile und Prozesse in einem Organismus sind sehr komplex ineinander verwoben. An tausend Stellen findet eine Koordinierung statt. Gäbe es keine Vereinheitlichung dieser Aktivitäten, bestünde das Leben nur aus zufällig zusammen gewürfelten physikalischen und chemischen Abläufen, die nie vollendet würden. In Wirklichkeit hat aber jeder Prozess Folgen für das Ganze«.[75]

Diese Aussage verdeutlicht die präzise Synchronisation der komplexen Körperprozesse. Weil diese Komplexität so schwer nachzuvollziehen und zu analysieren ist, beschäftigt sich die medizinische Forschung weitgehend mit den Einzelaktionen. Dies führt zu vertieften Kenntnissen von einzelnen Abläufen, lässt aber die Gesamtheit des Organismus und damit unserer Physiologie aus dem Blickfeld geraten. Dabei ist eine fein abgestimmte Aktivität der Zellen und Moleküle vonnöten, um die vielfältigen physiologischen Prozesse in unseren Organismus zu integrieren.[76] Chronische neurologische Erkrankungen, wie beispielsweise Kopfschmerzen und Migräne, Multiple Sklerose oder Morbus Parkinson, sind immer mit Störungen in den Gehirnstrukturen oder in ihren Netzwerken verbunden und haben Auswirkungen auf den Körper, wie Lähmungen, Fehlfunktionen des Nervensystems oder der Muskulatur usw.

Neuere Wissenschaftszweige, die Psyche, Nervensystem, Immunsystem und Hormonsystem miteinander verbinden, sind am ehesten in der Lage, nachzuweisen, dass jede Emotion sofort eine Kommunikation mit allen Körpersystemen hervorruft. Kommuniziert wird dabei unter anderem über biochemische Botenstoffe wie Neurotransmitter und Hormone. Reagieren wir auf eine starke Emotion mit Stress, schüttet unser Körper vermehrt Cortisol aus. Dieses Ereignis beansprucht unser Immunsystem. Umgekehrt wirken sich freudige Ereignisse positiv auf das Immunsystem aus.

In der Frauenheilkunde kam der Begriff Psychoneuroimmunoendokrinologie erstmalig mit den Studien des Mannheimer Gynäkologen Ansgar Römer und seiner Mitarbeiter*innen Ende der 1990er-Jahre auf. Sie hatten herausgefunden, dass eine regelmäßige Akupunktur in den letzten vier Wochen der Schwangerschaft die Geburtszeit bei Erstgebärenden um ca. zwei Stunden verkürzt und die Frauen weniger Schmerzmittel benötigen. Der Endorphinspiegel im Blut der Schwangeren zeigte dabei einen deutlichen Anstieg. Die Forschergruppe schloss daraus, dass ansteigende Endorphinspiegel mit abnehmenden Geburtsschmerzen und Ängsten einhergehen.[77, 78] Auf diese Weise ließ sich ein Zusammenhang zwischen dem Gehirn, seinen Botenstoffen und den Effekten auf den Körper unter der Geburt belegen. Die vorgeburtliche Akupunktur ist mittlerweile in die geburtshilfliche Routine eingegangen und hat den Verbrauch von Schmerzmitteln unter der Geburt deutlich vermindert.

Gehirn und Darm

Ein anderes Beispiel für die Komplexität unserer Hirnfunktion ist unser *Verdauungssystem*. Wir sprechen vom »Bauchgefühl« oder vom »Hirn im Darm«. Damit ist das *enterische Nervensystem* gemeint, das bei der Entstehung vieler Erkrankungen eine zentrale Rolle spielt. Es besteht aus Nervenfasern, die nur im Darm vorkommen und auf seine Funktionsregulierung wie Transport, Verdauung und Immunreaktionen spezialisiert sind. Das enterische Nervensystem verläuft über das autonome Nervensystem (Sympathikus und Parasympathikus), das wir nicht willkürlich beeinflussen können, sowie über die Spinalganglien. Diese Nervenknoten übermitteln Informationen aus dem peripheren Nervensystem über das Rückenmark an das zentrale Nervensystem.

Die Vernetzung zwischen Gehirn und Darm wird als *Hirn-Darm-Achse* bezeichnet. In dieser Interaktion werden mehr Informationen vom Darm an unser Gehirn gesendet als umgekehrt.

Der Reflex, dass wir nach einer Nahrungsaufnahme Stuhldrang verspüren, ist die Grundlage einer zeitlich-räumlich koordinierten Peristaltik, der für den Darm spezifischen Eigenbewegung. Dieser *peristaltische Reflex* wird von differenziert abgestimmten nervalen und nicht-nervalen Mechanismen aktiviert und ausgelöst. Zum Beispiel durch Dehnungsreize, die der Speisebrei beim Essen erzeugt und mit denen der Transport der Nahrung durch das enterische Nervensystem koordiniert wird, bis sich am Ende der Darm entleert. Die Hirn-Darm-Achse erkennt die Organinformationen, schickt sie ans Gehirn und moduliert über das autonome Nervensystem und Stresshormone die Darmfunktion.

Störungen der Darmfunktion finden auf verschiedenen Ebenen statt:

- Neuronale Ebene (Gehirnebene, Rückenmarksebene, Störungen im autonomen und/oder enterischen Nervensystem, Hypersensibilität sensorischer Nervenendigungen, spinale Sensibilisierung, veränderte Verarbeitung von Organsignalen, Stress)
- Darmebene (Beweglichkeits- und Transportstörungen, Beeinträchtigung der Schleimhaut, Aktivierung der Epithel-Immun-Achse (Reizdarm), Nahrungsmittelunverträglichkeit, Beschwerden nach einer Infektion, verändertes Mikrobiom)
- Erziehungs-/psychosoziale Faktoren
- Genetische Faktoren

Eine typische und weit verbreitete Störung der normalen Darmfunktion ist das *Reizdarmsyndrom,* an dem sich die komplexe Darm-Gehirn-Vernetzung gut veranschaulichen lässt. Laut Barmer Arztreport von 2019 sind 16 Prozent der Erwachsenen, das sind ca. 11 Millionen Menschen, in Deutschland betroffen.[79]

Das Krankheitsbild geht mit Blähungen, Schmerzen und Stuhlunregelmäßigkeiten einher. Dabei ist die krankhafte Veränderung des Darmes zu einem Reizdarm das Ergebnis eines Zusammenspiels mehrerer Faktoren. Zum einen kann sich die Verarbeitung viszeraler Signale, das sind die Signale, die aus unseren Eingeweiden kommen, verändert haben. Aber auch Stress, übertriebene Hygiene und Sauberkeitserziehung und psychologische Faktoren wie Angst und Depression können Auslöser sein. Da Frauen deutlich häufiger betroffen sind, liegt es nahe, dass auch geschlechtsspezifische Einflüsse eine Rolle spielen.[80]

Der Darm verfügt über keine normalen Schmerzrezeptoren, so dass wir bei einem gesunden Magen-Darm-System nur das Gefühl der Sättigung oder den Stuhldrang, jedoch keine Schmerzen spüren. Diese nehmen wir erst wahr, wenn durch einen starken Reiz die sogenannten hochschwelligen Schmerzrezeptoren im Darm aktiviert werden. Störungen im enterischen und autonomen Nervensystem können sich auf die Darmmotorik auswirken (Motilitätsstörung), eine Überempfindlichkeit der sensorischen Nervenendigungen verursachen, die Funktion der schützenden Schleimhautbarriere beeinträchtigen und das Mikrobiom, die Bakterienflora des Darmes, verändern.

Die Zusammensetzung und die Funktion des Mikrobioms haben wesentlichen Einfluss auf unsere Gesundheit. Das Mikrobiom wirkt modulierend auf das Immunsystem und bekämpft eindringende pathogene, also krank machende Keime. Die Einnahme von Antibiotika reduziert die bakterielle Vielfalt des Mikrobioms und stört so seine Funktion. Mittlerweile widmet sich auch die Forschung dem Zusammenhang von Krebserkrankungen und dem Mikrobiom.[81]

Mit der NeuroIntegrativen Medizin lassen sich häufig die Ursachen von gestörten Darmfunktionen aufspüren und behandeln, sodass der Körper ohne den Einsatz von Medikamenten eine ungestörte Darmtätigkeit wiederherstellen kann.

➠ Ein Patient, der schon lange und hartnäckig an Verstopfung leidet, kommt recht gestresst in die Sprechstunde. Der Muskelfunktionstest, der nach emotionalen Störungen fragt, zeigt eine Schwäche. Die Nachfrage nach dem beteiligten Organ verweist auf den Darm, konkret auf das Sigma, den *S*-gebogenen Abschnitt vor dem Enddarm. Bereits zwei Stunden nach der NIM-Behandlung kann sich der Patient massiv entleeren. Seitdem hat sich seine Darmfunktion deutlich gebessert.

Depressionen, Autismus, Morbus Parkinson und Multiple Sklerose bis hin zu Adipositas und Reizdarmsyndrom können mit dem Darmmikrobiom in Verbindung stehen. Emeran Mayer, deutscher Gastroenterologe und Neurowissenschaftler, gilt als Pionier der medizinischen Forschung über Wechselwirkungen zwischen Darm und Gehirn.[82] Er hat die verschiedenen Wege der im Darm ansässigen Bakterien erforscht und die Art und Weise, wie sie zwischen dem enteralen und dem zentralen Nervensystem vermitteln. Viele neue Erkenntnisse über die Funktionen des Nervensystems und des Gehirns sind den Forschungsarbeiten über neurologische Erkrankungen zu verdanken.

Gehirn und Herz

Das Herz hat ein eigenes Nervensystem, dessen mehr als 40.000 Neurone in Kontakt mit dem Gehirn stehen. Das sind mehr Nervenverbindungen, als vom Gehirn zum Herzen führen. Das Herz-Nervensystem ist mittlerweile wissenschaftlich bewiesen und anerkannt.[83,84,85]

Das sogenannte Broken-Heart-Syndrome oder Takotsubo-Syndrom wurde lange als ein psychosomatisches Krankheitsbild eingestuft, weil es alle Symptome eines Herzinfarktes aufweist, aber keine pathophysiologischen Zeichen für einen Herzinfarkt nachweisbar sind. Da es aber beim Broken Heart-Syndrome zu Todesfällen kommt, kann diese Theorie nicht stimmen. Erst in neuester Zeit wurde nachgewiesen, dass es sich bei diesem Krankheitsbild um eine Störung in der Vernetzung zwischen Herz und Gehirn, speziell dem limbischen System, handelt.[86]

Wenn Situationen, die ein Broken-Heart-Syndrome auslösen können, mehrfach eintreten, versucht der Körper, sich zu helfen. Das Herz erzeugt ganz natürlich ein Magnetfeld um unseren Körper herum in einer Ausdehnung von bis zu drei Metern nach vorne und nach hinten. Nach Meinung des amerikanischen Emotionsforschers und Chiropraktikers Bradley Nelson[87] kann das Herz damit eine sogenannte Herzmauer, eine Art energetischen Schutzwall, um sich herum aufbauen, um sehr belastende, schmerzhafte Emotionen und Energien nicht mehr an sich heranzulassen. Dieser Schutzwall verhindert im Gegenzug jedoch auch den Zugang zu anderen wesentlichen Energien und Emotionen. Nelson postuliert, dass 93 Prozent aller Menschen eine Herzmauer aufgebaut haben – angesichts der Vielzahl möglicher traumatischer Erlebnisse eine gar nicht so abwegige Größe.

Bei Menschen, die einander lieben, konnte Rupert Sheldrake[88] in seinen Studien feststellen, dass sich ihre Herzfrequenzen angleichen, wenn sie sich innerhalb dieser *morphischen Felder* einander annähern.[89,90]

Nach Herztransplantationen stellen Kardiologen immer wieder fest, dass die Transplantat-Empfänger postoperativ Vorlieben und Eigenschaften der Spender zeigen. So kann der zuvor schlanke Mann, dessen transplantiertes Herz von einem leidenschaftlichen und adipösen Burger-Esser stammt, nicht mehr an einem Burger-Restaurant vorbei gehen, ohne Burger zu essen – mit entsprechender Auswirkung auf sein Körpergewicht. Diese Verhaltensausprägung schreiben Ärzte dem Zellgedächtnis zu.

III. Energiemedizin – Medizin über Energiebahnen

Esoterische Spekulation oder Wissen?

Für den vorsichtigen Versuch der Erklärung von Energiemedizin im weitesten Sinne haben wir das bahnbrechende Fachbuch »Energiemedizin – Konzepte und ihre wissenschaftliche Basis« von James L. Oschman zu Hilfe genommen, der hier erstmalig und einzigartig energiemedizinische Methoden aus aller Welt mit den biophysikalischen Nachweisen zusammenbringt und unterlegt.[91] Neben der Beschreibung von Wunder-Heilungen in der Bibel berichtet auch eine Reihe von Quellen aus dem Altertum vom Einsatz von Energien zur Heilung. Während jedoch noch Ende des 20. Jahrhunderts die Existenz menschlicher Energiefelder in der Schulmedizin vollkommen abgelehnt wurde, werden biomagnetische Felder, die den Körper umgeben, heute von Biomedizinern als gesichert angesehen.

1906 entdeckte der niederländische Arzt Willem Einthoven, dass die Herzenergie mit einem sehr empfindlichen Galvanometer regelmäßig aufgezeichnet werden kann.[92] Dafür erhielt er 1942 den Nobelpreis. In der Folgezeit wurde das Elektrokardiogramm (EKG) weiterentwickelt und ist zu einem Standardinstrument in der medizinischen Diagnostik geworden.

Sehr viel schwächere elektromagnetische Felder konnte Hans Berger 1929 vom Gehirn ableiten und damit eine diagnostische Methode begründen, die sich heute als EEG (Elektroenzephalographie) in der Schulmedizin etabliert hat.[93]

Die Elektroingenieure Gerhard Baule und Richard McFee wiesen 1963 nach, dass der Herzmuskel ein stark pulsierendes Magnetfeld erzeugt, das sich auf der Vorder- und Rückseite des Körpers in den Raum ausdehnt.[94]

Die Forschungen der folgenden Jahre ergaben, dass das Herz-Magnetfeld das stärkste im menschlichen Körper ist. Das *elektromagnetische* Feld des Herzens, das bis auf ca. drei Meter vor und hinter dem Körper gemessen werden kann und das alle anderen elektromagnetischen Felder, auch die des Gehirns, überlagert, ist die Hauptquelle für das *biomagnetische Feld* unseres Körpers. Es ist senkrecht angeordnet und folgt damit der Richtung der Muskeln, des Bindegewebes entlang der Wirbelsäule und der großen Blutgefäße. Das Blutplasma mit seinen Elektrolyten ist dabei ein sehr guter elektrischer Leiter.[95] Jede Abweichung von dieser parallelen Anordnung des biomagnetischen Feldes sowohl bei Gelenken, Muskeln und Bindegewebe, als auch bei Sehnen und Faszien, verringert den elektromagnetischen Fluss und schwächt so das Gesamtsystem.

Auf diesem theoretischen Hintergrund beruhen Verfahren wie die Osteopathie, das Rolfing und die Chiropraktik. Die Biochemikerin Ida Rolf formulierte in den 1950-er Jahren den Effekt ihrer Therapie, dass sobald der Körper sich einmal »vertikalisiert«, d. h. um die senkrechte Achse organisiert hat und die Bewegungsdynamik optimiert ist, die «Schwerkraft zum Therapeuten« wird.[96]

Mit der Entwicklung des SQUID-Magnetometers (Supraleitendes Quanten-Interferenz-Messgerät oder Magnetometer) wurden von Forschergruppen weltweit biomagnetische Felder des menschlichen Körpers aufgezeichnet, die durch ganz normale Körper-Funktionen und physiologische Prozesse gebildet werden.[97] Mit diesen Detektoren konnte u. a. die Hirnrinde kartiert werden. Dabei fanden die Forscher heraus, dass z. B. bei Musiker*innen bestimmte biomagnetische Felder in den Rindenarealen besonders stark ausgeprägt sind und dass sogar die Dauer der Musikausübung für deren Stärke eine Rolle spielt. Mitte der 1970er-Jahre gelang F. A. Popp und seiner Arbeitsgruppe am Internationalen Institut für Biophysik in Neuss der Nachweis des »Körperlichts«. Dabei handelt es sich um eine ultraschwache Zellstrahlung, sogenannte Biophotonen, ein Licht, das mit bloßem Auge nicht wahrnehmbar ist.[98]

Der Nachweis menschlicher elektromagnetischer Felder einerseits und die Entdeckung des Körperlichts andererseits zeigen mit hoher Wahrscheinlichkeit, dass alle Lebewesen aus einer elektromagnetischen Komponente, also aus Energie im weitesten Sinne, bestehen. Hier setzen energiemedizinische Verfahren an.

Der Begriff »Energiemedizin« wurde Mitte der 1980er-Jahre in den USA geprägt und fasst eine Gruppe von Behandlungsverfahren in der Komplementärmedizin zusammen, für die zur Diagnostik und Therapie Energiefelder eingesetzt werden mit dem Ziel, die Selbstheilungskräfte des Körpers zu aktivieren. Auch die konventionelle Medizin öffnet sich in neuester Zeit der Integration von ganzheitlichen Heilverfahren. So gibt es vereinzelt auch bei uns Angebote sogenannter Integrativer Medizin. 2017 konnten Deepak Chopra und seine Arbeitsgruppe aufgrund ihrer Forschungen die Hypothese aufstellen, dass die Wirkung Integrativer Medizin zumindest teilweise auf epigenetischen Mechanismen beruht (siehe Kapitel *Epigenetik*).[99]

Zu diesen Behandlungsverfahren gehören:

- TCM – Akupunktur
- Indisches Ayurveda
- Homöopathie
- Schwingungsmedizin
- Osteopathie, Chiropraktik, Rolfing
- Magnetfeld-Therapie
- Therapeutic Touch (Qi Gong)

Obwohl die Existenz von Energiefeldern im menschlichen Körper wissenschaftlich-physikalisch nachgewiesen ist, wird sie von der Schulmedizin noch immer weitgehend ignoriert oder in den Bereich der Esoterik verbannt. Die biomedizinische Forschung hingegen interessiert sich in den letzten 30 Jahren zunehmend für die bioenergetischen Felder.

Die moderne Biophysik betrachtet den menschlichen Körper als ein »hoch komplexes, kohärentes Resonanzsystem oszillierender Felder und rhythmisch schwingender Gebilde«[100]. Da ist es kaum zu glauben, dass die Traditionelle Chinesische Medizin (TCM) schon vor 4000 Jahren die Theorie eines lebenden Organismus als »komplexes dynamisches Muster voneinander abhängiger Fluktuationen« vertreten hat.[101] Bei der Akupunktur als der zentralen therapeutischen Maßnahme in der TCM wird u. a. vermutet, dass die Einstiche der Akupunkturnadeln kleinste Verletzungen in den jeweiligen Energiebahnen setzen und so Verletzungsströme aktivieren, die eine bessere Widerstandskraft des Körpers gegenüber zukünftigen Verletzungen bewirken.

Diese Hypothese beruht auf dem Ergebnis aus Tierversuchen, bei denen in frisch gesetzten Wunden Verletzungsströme gemessen werden konnten, die die Wundheilung sehr differenziert und je nach Heilungsstadium mit verschiedenen Stromstärken beeinflussten. Setzte man den Tieren zuvor eine geringfügige Verletzung, so heilte die nachfolgende Verletzung deutlich schneller, als bei den Tieren, die im Vorfeld nicht verletzt wurden.[102]

Dieser Verletzungsstrom generiert sich im perineuralen System. Das ist ein in einer Nervenhüllschicht eingebettetes Bindegewebe, das jede Nervenfaser umgibt. Darin wird ein Stromfluss mit niedriger Spannung erzeugt, der den Reparaturprozess des Gewebes nach einer Verletzung initiiert.[103] Mehrere Akupunktur-Studien aus den 1980er-Jahren haben gezeigt, dass sich die elektrische Leitfähigkeit der Akupunktur-Punkte verändert, wenn das ihnen zugeordnete Organ erkrankt ist. Im Gegensatz zu gesundem Gewebe nimmt die Leitfähigkeit bei Entzündungen zu. Eine abnehmende Leitfähigkeit konnte wiederum bei degenerativen Organveränderungen und Nekrosen gemessen werden.[104]

Wohin wir in der Natur schauen, überall haben wir es mit *Schwingungen* zu tun, auch wahrnehmbaren wie Schall oder Licht. Jede Zelle, jedes Gewebe, jedes Organ, jeder Körper schwingt in lebendem Zustand in der ihm eigenen charakteristischen Weise. Die Schwingungsübertragung zwischen Körpern geschieht über Energiefelder mit der enormen Breite elektromagnetischer Schwingungsfrequenzen von ca. 90 Oktaven. Im Vergleich dazu hat ein Klavier sieben Oktaven. Die niedrigsten Frequenzen sind die sogenannten

ELF (extremely low frequences, 8-30 Hz), die im menschlichen Herzen und Gehirn gemessen werden können, gefolgt von Radiowellen (10 hoch 7 Hz), Infrarotwellen (10 hoch 14 Hz) bis hin zu UV-Licht (10 hoch 15 Hz) sowie Röntgen- und Gammastrahlen (10 hoch 18 Hz).

Bei Experimenten mit heilendem Handauflegen konnten mittels des SQUID von den Händen erfahrener Manualtherapeut*innen ausstrahlende biomagnetische Felder nachgewiesen werden.[105] Die Schwingungen dieser Felder entsprechen denen des menschlichen Körpers. Die elektromagnetische Energie in den Händen manueller Therapeut*innen wird genutzt, um mit dem Energiefeld des behandelten Körpers zu interferieren und so regulierend bis hin zur Heilung von Gewebe zu wirken. Daraus entwickelte sich die manuelle Behandlungsmethode *Therapeutic Touch*.[106]

Die Traditionelle Indische Medizin Ayurveda ist eine seit 4000 Jahren in Südostasien bekannte Volksheilkunst, deren Herangehensweise auf salutogenetischen Grundlagen beruht und die in Indien noch immer ihre breite Anwendung findet. Zielgerichtet auf die Prophylaxe von Krankheiten, beinhaltet ihr ganzheitliches Therapie-Prinzip Reinigung, Entgiftung (Detoxifikation), Beschwerdelinderung (Palliation) und mentale Hygiene. Dies geschieht über die Ernährung, über Meditation, Bewegung und Yoga bzw. Pranayama, Atemübungen, die Geist und Körper zusammenführen.

Die Traditionelle Indische Medizin ist, wie auch die Traditionelle Chinesische Medizin (TCM), von der WHO als medizinische Wissenschaft anerkannt.

Mit Bezug auf die Mind-Body-Medicine (MBM), eine moderne Stressmedizin aus den USA, die von dem Kardiologen Herbert Benson in den 1970er-Jahren entwickelt wurde, hat die Chopra Foundation[107] in Kalifornien eigenen Angaben zufolge nachweisen können, dass Meditation und Yoga den Tonus des N. vagus, des Hauptnerven unseres menschlichen Organismus, deutlich aktivieren.[108] Dabei werden Gene, die für unsere Abwehrkräfte, die Homöostase und die Produktion von Enzymen zuständig sind, hochreguliert und die Aktivität von Entzündungsgenen wird heruntergefahren.

Da Energie Schwingung bedeutet, hat jede Zelle ihre individuelle Schwingung. Die übergeordneten Energiefelder, wie sie in Organen und im Gewebeverbund vorkommen, schwingen in Frequenzen, die von den untergeordneten Energiefeldern aufgenommen werden können und weitergetragen werden. Die Schwingungen der Energiefelder unseres Körpers gehen also sämtlich ineinander auf. Man spricht hier von *Kohärenz*.

Die wissenschaftliche Beweisführung für das Phänomen der Kohärenz erfolgte in den 1970er-Jahren, nachdem es James Edward Zimmermann mit der Entwicklung des SQUID gelungen war, sehr niedrigfrequente Energien (<1 Hz) zu messen. Auch die Magnetencephalographie (MEG) arbeitet mit der SQUID-Technologie. In neuerer Zeit konnten neurobiologische Forschungen aufgrund solcher Messungen zeigen, dass sich die Herzfrequenzen von Menschen mit einer hohen emotionalen Übereinstimmung einander annähern. Störungen der Kohärenz in den Strukturen unseres Körpers (Organen, Muskeln, Gelenken) liegen z. B. dann vor, wenn die Durchblutung des Gewebes vermindert (Narbe, Fibrose) oder vermehrt ist, wie es bei Entzündungen der Fall ist. Der veränderte Energiezustand kranker Strukturen kann über die Energiefelder der Hände von Therapeut*innen erfasst werden.

Die Homöopathie als eine Form der *Schwingungsmedizin* stützt sich auf die Tatsache, dass sich bei Erkrankungen im Körper die elektromagnetischen Eigenschaften der Moleküle körpereigener Zellen, Gewebe und Organe verändern und mit ihnen die Proteine. Die herkömmliche Pharmakologie kann einen Mangel oder einen Überschuss an Proteinen als Folge einer Erkrankung im günstigen Fall durch Medikamente regulieren oder normalisieren.

Cyril W. Smith konnte 1994 den Nachweis führen, dass der elektromagnetische Fingerabdruck einer natürlichen Substanz, wie etwa einer Pflanze, eines Metalls oder eines chemisches Elements, wirksamer ist als ein Medikament.[109] J. L. Oschman nennt dieses Phänomen in Anlehnung an die medizinische Pharmakologie »energetische Pharmakologie«.[110] Davon ausgehend, dass lebende Gewebe aus Tausenden von Molekülen bestehen, die von Wasser umgeben sind, hat J. Watterson die Hypothese aufgestellt, dass die Wirkung der Homöopathie auf dem Gedächtnis des Wassers beruht, wobei sich der bioenergetische Fingerabdruck beispielsweise von Pflanzen auf Wassermoleküle überträgt.[111] Selbst noch in hohen Verdünnungen können Wassermoleküle die Informationen übernehmen, auch wenn die ursprünglichen Moleküle nicht mehr vorhanden sind. Diese Hypothese ist wissenschaftlich weiterhin umstritten.

Was NeuroIntegrative Medizin von anderen Formen der Energiemedizin unterscheidet

In der NeuroIntegrativen Medizin werden die Selbstheilungskräfte des menschlichen Körpers unter Zuhilfenahme des eigenen Nervensystems und des Gehirns aktiviert. So setzt eine Selbstregulation ein, die die Störungen von Informationswegen, die sich als Symptome zeigen, zwischen den Körperregionen, den Zellen und den Stoffwechselvorgängen beheben kann.

Im Gegensatz zu anderen Verfahren der Energiemedizin, wie z. B. der Homöopathie oder der Chiropraktik, behandelt die NeuroIntegrative Medizin nur durch Berührung, ohne Apparate oder Wirkstoffe einzusetzen. Indem bei dieser Berührung Reize gesetzt werden, um die Störung zu entdecken, kann je nach Beschwerdebild auch direkt an den gestörten Organen, den Geweben und dem beteiligten Gehirnareal die Therapie der Störung eingeleitet werden.

Damit geht die NIM-Behandlung über die Möglichkeiten der anderen hier beschriebenen energiemedizinischen Methoden hinaus. Sie nutzt eine weitere Ressource des menschlichen Körpers, die im Kontext von Heilung von anderen Formen der Energiemedizin unbeachtet ist: das Gehirn und das Nervensystem. Die NeuroIntegrative Medizin wirkt auf der Ebene des Unterbewusstseins, was uns in die Lage versetzt, die Intelligenz des menschlichen Körpers und seiner Billionen Zellen zu nutzen und auch psychosomatisch bedingte Störungen zu behandeln. Dazu greifen wir in der NIM-Behandlung auf die den Organen zugeordneten Emotionen aus der Akupunkturlehre zurück. Auch die Energieumläufe und Pulstestungen aus der TCM sowie ihre Prinzipien sind eine wichtige Basis für die NeuroIntegrative Medizin; daher gehen wir genauer auf sie ein.

NeuroIntegrative Medizin und Traditionelle Chinesische Medizin (TCM)

Die Ursprünge der Akupunktur in China werden auf eine Zeit vor mehr als 4000 Jahren datiert. Möglicherweise entwickelte sie sich aus der Erfahrung heraus, dass Druck auf schmerzhafte Stellen der Körperoberfläche schmerzlindernd wirkt. Bei der Behandlung in Form von Stechen und Brennen (Nadelung und Moxibustion[112]) an bestimmten Punkten des Körpers beschrieben die Patient*innen eine Ausbreitung von Empfindungen entlang bestimmter Bahnen. Aus dieser genauen Beobachtung entwickelte sich das Prinzip der Meridiane.

Der Energiefluss in den Meridianen stellt die Verbindung zwischen den *Fünf Elementen* dar, die auch als Wandlungsphasen verstanden werden, da sich die Elemente jeweils in ein anderes Element verwandeln. Aufgrund dieser frühen Beobachtung, dass eine Behandlung an entfernten Zonen der Körperoberfläche auch Krankheitsbilder im Körperinneren beeinflussen kann, werden in der klassischen chinesischen Akupunktur keine Krankheitssymptome, sondern gestörte Funktions- bzw. Reaktionsketten des Organismus behandelt. Dieser Ansatz fußt auf der Annahme, dass organischen Krankheiten funktionelle Störungen vorausgehen, die oft subjektive Beschwerden oder Beeinträchtigungen hervorrufen, bevor ein objektiver Befund erhoben werden kann. Diese Grundannahme in der Akupunktur, dass sich Organe und ihre Verknüpfungen dynamisch verhalten und in Funktionsketten agieren, wird in der Physiologie der schulmedizinischen Lehre als Regelkreise beschrieben.

Ziel der TCM und der NeuroIntegrativen Medizin gleichermaßen ist es, das Gleichgewicht im Körper wieder herzustellen. Die Erkenntnis des Zusammenwirkens der in uns wohnenden Kräfte mit der sich dahinter verbergenden Intelligenz, die unser Leben überhaupt ermöglicht, ist eine fundamentale Weisheit, die sich in beiden Therapien wiederfindet. Die TCM ist deshalb eine der Grundlagen der NeuroIntegrativen Medizin.

Wie TCM und NeuroIntegrative Medizin zusammenwirken

In der TCM wird die Lebensenergie *Qi* als die allem Lebendigen innewohnende Lebenskraft der Natur bezeichnet. Dieses Qi ist ständig in Bewegung und bewirkt immer wieder Veränderungen. Es ist die *balancierte Dynamik* unseres Seins, der freie Fluss der Lebensenergie und die Grundlage für körperliche, emotionale und geistige Gesundheit. Ist das Fließen der Lebensenergie blockiert, erzeugt dies eine Störung in den Funktionskreisläufen unseres Körpers, was sich auf unser Wohlbefinden auswirkt. Durch die Nadelung bestimmter Akupunkturpunkte werden Blockaden gelöst und das Qi ins Gleichgewicht gebracht. Diese Reizsetzungen aktivieren die Selbstheilungskräfte im Körper, sodass der Energiefluss wieder frei fließen kann. Die regulierend einwirkenden Behandlungen beeinflussen dabei immer das gesamte System, sowohl auf der körperlichen als auch auf der psychischen Ebene. Auf der gleichen Basis funktioniert die manualtherapeutische Reizsetzung in der NIM-Behandlung.

Innerhalb eines Tages fließt diese Lebensenergie in stetem Rhythmus zu bestimmten Zeiten durch alle Meridiane und somit unsere Organe. Dabei wird etwa alle zwei Stunden ein bestimmter Meridian stärker durchflossen und dadurch besonders aktiviert.

Forschungen in der Chronobiologie, die sich mit den unterschiedlichen Rhythmen und deren Auswirkungen auf die biochemischen und molekularen Prozesse in unserem Körper beschäftigen, bestätigen diese alten Weisheiten.[113] Eine gute Rhythmik ist also die Grundvoraussetzung für unsere Gesundheit und diese festgelegten Rhythmen können von uns nicht ausgetrickst werden.

Innere und äußere Zeitgeber steuern dabei die verschiedenen rhythmischen Prozesse. Der Körper reagiert darauf mit zeitlich exakt abgestimmten synchronisierten Reaktionen. So ist der Tag-Nacht-Wechsel ein äußerer Taktgeber für unseren circadianen Rhythmus. Künstliches Licht, unregelmäßige Ernährung, Genussmittel, elektromagnetische Felder und Stress sind die stärksten Störfaktoren für unsere Körperrhythmen. Das Hormon Melatonin wird beispielsweise abends bei Dunkelheit ausgeschüttet, hilft uns müde zu werden und leitet die Ruhephase des Körpers für Reparaturprozesse ein. Halten wir uns abends zu lange mit künstlichem Licht oder sogar Fernsehen bzw. Computertätigkeiten wach, stören wir die Ausschüttung von Melatonin und damit unsere Regenerationsphase.

Das Hormon Cortisol hingegen wird verstärkt in den frühen Morgenstunden ausgeschüttet, es hilft uns aufzuwachen und hat um 8.00 Uhr seinen höchsten Spiegel erreicht, um anschließend über den Tagesverlauf wieder abzufallen. Diese hohen Cortisolspiegel, verbunden mit einer erhöhten Aktivität der Gerinnungsfaktoren und vermehrten Ausschüttung anderer Stresshormone in den Morgenstunden, führen zu einer Erhöhung des Blutdrucks und so zu einer starken Beanspruchung des Herzens. Möglicherweise tragen diese Mechanismen dazu bei, dass speziell in den Morgenstunden ein erhöhtes Risiko für Herzinfarkte besteht.[114]

Auch laborchemische Analysen bestätigen die Ausschüttung bestimmter Eiweiße (Hormone, Enzyme, Immunbotenstoffe, Nervenbotenstoffe) zu bestimmten Zeiten in unserem Blut, die schon in der TCM mit den circadianen Rhythmen unserer inneren biologischen Uhr beschrieben wurden.[115]

Die Fünf Elemente

Das Prinzip der Fünf Elemente stammt aus der taoistischen Philosophie und steht für den Zyklus des Lebens. Die Symbolbilder aus der Natur spiegeln dabei die Funktionsweise des Menschen. Dieses Prinzip zeigt, dass alles mit allem verbunden ist und wie die Verbindungen untereinander sind, und es kann auf alles in unserem Leben angewandt werden. Die Dynamik der Elemente beschreibt nicht nur den Menschen in seiner Entstehung, seinem Leben und seinem

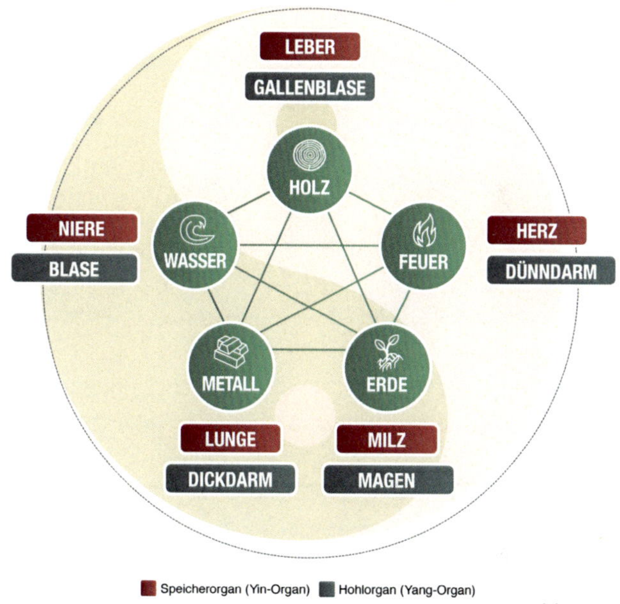

Abb. 08:
Fünf-Elemente-Kreislauf

Sterben, sondern auch die Dynamik in den Funktionen der Organe. Jedes Element beeinflusst andere Elemente und ist wiederum von anderen Elementen abhängig. Ein Element fördert das darauf folgende Element und wirkt hemmend auf das übernächste Element. Die Organpaare, die den Elementen zugehörig sind, setzen sich jeweils aus einem Speicherorgan (Yin-Organ) und einem Hohlorgan (Yang-Organ) zusammen, die funktionell eng miteinander verbunden sind. Jedem Element und dem dazugehörigen Organpaar sind Emotionen zugeordnet, die bei einer Funktionsstörung des betreffenden Organs auftreten können.

Das Wissen um diese Verbindungen nutzen wir auch in der NeuroIntegrativen Medizin, indem wir die beeinträchtigte Funktion eines Organ über die Pulstestung am Handgelenk diagnostizieren können. Dass gestörte Organfunktionen auch negative Emotionen erzeugen, spiegelt sich sehr eindrucksvoll in Redensarten wie »dir ist wohl eine Laus über die Leber gelaufen«, wenn jemand wütend ist, oder die Angst, »die einem an die Nieren geht«, wider.

Vereinfacht lässt sich die *Dynamik* folgendermaßen beschreiben: Das Holz ist der Nährstoff für Feuer. Aus verbranntem Holz wird neue Erde, die Metall hervorbringt, welches Wasser abgibt, sodass neues Holz wachsen kann.

Die Fünf Elemente sind aufgrund der Funktionskreise bestimmten Organen im Körper zugeordnet und finden sich, wie auch in der Natur vorkommend, im jahreszeitlichen Wandel wieder:

➡ *Element Holz*: Das Holzelement symbolisiert den Frühling, eine Zeit des Neubeginns von Leben und Wachstum. Er ist die Vorbereitung auf den Sommer. Dem Holzelement werden die Organe Leber und Gallenblase zugeordnet.

➡ *Element Feuer*: Das Feuerelement steht für den Hochsommer. Es ist die Zeit der Blüte, der Farben und des Lebens. Die Natur entfaltet ihr volles Potenzial. Dem Feuerelement werden die Organe Herz, Dünndarm und Kreislauf sowie der Dreifach-Erwärmer zugeordnet. Der Dreifach-Erwärmer steuert drei Funktionen und ist nicht direkt einem Organ zugeordnet. Seine Funktionen beziehen sich auf die Aktivität des inneren Chi.

➡ *Element Erde*: Das Erdelement symbolisiert den Spätsommer. In dieser Phase geht es darum, Energien zu konzentrieren und sie optimal zu nutzen. Diese Zeit dient zur Vorbereitung auf den Herbst und Winter. Dem Erdelement sind die Organe Milz, Bauchspeicheldrüse und Magen zugeordnet.

➡ *Element Metall*: Das Metallelement symbolisiert den Herbst. Im Herbst, wenn die Bäume ihre Blätter verlieren, geht es um Loslassen, damit ein Transformationsprozess neu beginnen kann. Dem Metallelement sind Lunge und Dickdarm zugeordnet.

➠ *Element Wasser:* Das Wasserelement symbolisiert den Winter. Es ist die Zeit der Starre und des Rückzugs. Das Wasser repräsentiert den Tod und die Wiedergeburt. Ihm werden die Organe Niere und Harnblase zugeordnet.

Mit diesem Element endet der Fünf-Elemente-Kreislauf, bevor mit dem Frühling wieder ein neuer Zyklus beginnt.

Der Zyklus der Elemente zeigt in eindrücklicher Weise, dass unsere Körperintelligenz sich nicht von der Intelligenz trennen lässt, die allem Leben auf dieser Erde innewohnt und die als Prinzip, Intention und Motor die Evolution am Laufen hält.

Die 12 Hauptmeridiane mit den zugehörigen Organen und deren Funktionen

Der Fluss der Lebensenergie folgt dem Verlauf der Meridiane. Jeder Meridian verbindet bestimmte Organe, Muskeln, Gelenke und Knochenstrukturen miteinander. Das Strömungsgebiet liegt dabei flach unter der Haut im Unterhautzellgewebe. Darin bilden sich die Verbindungen zwischen der Hautoberfläche und den Organen. Alle Meridiane stehen über die Anfangs- und Endpunkte miteinander in Kontakt. So wird die Körpervorderseite mit der Körperrückseite, die obere Körperhälfte mit der unteren und die linke mit der rechten Körperseite verbunden. Wird der freie Fluss der Lebensenergie blockiert, kommt es zu einem Energiestau, der sich auf die anderen Meridiane und Organsysteme im Körper auswirkt und wir werden krank.

Hier zeigt sich erneut, wie komplex alle Strukturen und Gewebe in unserem Körper über die Energieflüsse verbunden sind. Wird bei Muskelbeschwerden beispielsweise die Leber als gestörtes Organ in der NIM-Testung angezeigt, lässt sich durch die Kenntnis der verschiedenen Aufgaben der Leber auch der physiologische Zusammenhang mit den Muskelschmerzen ableiten. Denn wenn die Leber bestimmte Eiweiße (Enzyme, Hormone, Nervenbotenstoffe) nicht mehr produzieren kann, fehlt den Muskeln die Funktionsgrundlage. Sich in diesem Fall auf die Behandlung des schmerzenden Muskels zu konzentrieren, ohne die Leber mitzubehandeln, wäre wenig erfolgversprechend.

➠ *Leber-Meridian*: Die Leber hat über 900 bekannte Funktionen. Sie ist das größte Entgiftungsorgan unseres Körpers und sie ist am aktivsten, wenn wir schlafen. Sie entscheidet, was verstoffwechselt wird und was für den Körper zu belastend ist und eliminiert werden muss. Die Leber versorgt unsere Muskeln, Gelenke, Bänder und Sehnen mit Blut. Sie produziert körpereigene Eiweiße aus den über den Dünndarm aufgenommenen Nährstoffen (Aminosäuren, Fettsäuren, Kohlenhydraten) und produziert daraus Enzyme, Hormone und Nervenbotenstoffe. Sie bildet die Gallensäure und wirkt bei der Aufrechterhaltung des Blutzuckerspiegels mit, indem sie Zucker in Form von Glykogen speichert und es bei Bedarf wieder in Zucker (Glukose) umwandelt und freisetzt. Die zugeordneten Emotionen sind Wut und Aggression.

➠ *Gallenblasen-Meridian*: Die Aufgabe der Gallenblase korrespondiert mit denen der Leber. Die Gallenblase speichert und konzentriert die Gallensäuren, die von der Leber produziert wurden und gibt sie bei Bedarf an den Dünndarm ab, um die Verdauungsfunktion, speziell der Fette, zu unterstützen. Die zugeordnete Emotion ist der Zorn.

➠ *Herz-Meridian*: Das Herz reguliert die Blutzirkulation und ist in der TCM der Sitz des Bewusstseins, mit dem unsere Emotionen kontrolliert werden. Die Emotionen des Herzens sind Freude und Liebe.

➠ *Dünndarm-Meridian*: Der Dünndarm ist mit ca. sechs Metern Länge der längste Teil des Verdauungstraktes. Er wandelt die vom

Magen aufgenommenen und vorbereiteten Nahrungsmittel in Nährstoffe um, entscheidet, was in den Körper aufgenommen und was ausgeschieden wird und er transportiert und transformiert Nahrung und Flüssigkeiten. Die fettlöslichen und festen Giftstoffe verlassen unseren Körper über den Dickdarm, die wasserlöslichen Stoffe über die Harnblase. Die zugeordneten Emotionen sind Freude und Begierde.

➠ *Dreifach-Erwärmer-Meridian*: Der Dreifach-Erwärmer, bestehend aus oberem, mittlerem und unterem Erwärmer, versorgt den Brust-, Bauch- und Beckenbereich mit Wärme und ist somit an der Regulation der Atmung, der Verdauung und der Urogenitalfunktionen beteiligt. Ihm ist kein eigenes Organ zugeordnet. Er ergänzt die Funktion des Dünndarms, steuert die innere Energie (Qi), reguliert das autonome Nervensystem und übernimmt eine Koordinationsfunktion im Stoffwechsel.

➠ *Kreislauf-Sexus-Meridian:* Dieser Meridian ist der »Wächter des Herzens« und hat die Aufgabe, das Herz zu schützen und den Kreislauf und die Blutgefäße zu steuern. Ein harmonischer Rhythmus wirkt sich positiv auf den Kreislauf und die Hormondrüsen aus.

➠ *Magen-Meridian:* Der Magen bereitet die Nahrung und die Getränke für die anschließende Verarbeitung im Darm vor. Hierzu wird der Speisebrei angesäuert und durchmischt. Die zugeordnete Emotion ist die Sorge.

➠ *Milz-Bauchspeicheldrüsen-Meridian:* Die Milz und die Bauchspeicheldrüse transformieren die vom Magen aufgenommenen Nahrungsbestandteile in verwertbare Stoffe. Die Milz ist dabei ein wichtiges Organ für unsere Immunabwehr und die Reinigung des Blutes und baut überalterte und deformierte Blutzellen ab. Die Bauchspeicheldrüse produziert Verdauungsenzyme und ist am Zuckerstoffwechsel beteiligt. Die zugeordneten Emotionen sind Grübeln und Selbstzweifel.

➡ *Lungen-Meridian:* Die Lungen kontrollieren die Atmung und den Gasaustausch, indem sie beim Einatmen Sauerstoff aus der Atemluft in den Körper aufnehmen und Kohlendioxid beim Ausatmen wieder abgeben. Die Atmung beeinflusst jedes Geschehen im Körper. So können wir beispielsweise die Durchblutung durch die Atemfrequenz beeinflussen. Ohne Atmung und Sauerstoffzufuhr können wir nur ca. drei Minuten überleben. Die zugeordneten Emotionen sind Kummer und Trauer.

➡ *Dickdarm-Meridian:* Der Dickdarm empfängt die flüssigen und festen Bestandteile des Dünndarminhaltes und scheidet sie als Stuhlgang aus. Er spielt eine wichtige Rolle bei der Entgiftung und im Wasserhaushalt, da er den auszuscheidenden Stoffen Wasser entzieht. Die zugeordneten Emotionen sind Trauer und Melancholie.

➡ *Nieren-Meridian:* Die Nieren sind für den Wasserhaushalt des Körpers verantwortlich. Wasserlösliche Gifte werden über die Nieren gefiltert und ausgeschieden. In der chinesischen Medizin ist die Lebensenergie (Qi) in den Nieren. Die Hauptemotion der Nieren ist die Angst.

➡ *Blasen-Meridian:* Der Blasenmeridian ist der längste Meridian. Die Harnblase kontrolliert, was und wie viel des von den Nieren produzierten Urins ausgeschieden werden kann. Die zugeordnete Emotion ist der Ärger.

Die Polaritäten Yin und Yang

Yin und Yang stellen in der TCM die Polaritäten der natürlichen Harmonie dar. Sie sind voneinander abhängig und füreinander verantwortlich und steuern sich gegenseitig wie Tag und Nacht, Außen und Innen, Wärme und Kälte, Dynamik und Ruhe; wie Plus- und Minuspol in einem Energiekreislauf ist das *eine* ohne das andere nicht möglich. Ist eine Seite gestört, wirkt sich diese Störung auf die andere Seite aus. Yin und Yang sind dabei nicht als unvereinbare Gegensätze zu verstehen, sondern als sich ergänzende Teile einer Einheit.

Beispiele für Yin und Yang-Polaritäten:

Yin	Yang
Speicherorgane	Hohlorgane
Linke Körperseite	Rechte Körperseite
Parasympathikus	Sympathikus
Ausatmen	Einatmen
Materie	Geist
Kälte	Wärme
Ruhe	Aktivität
Nacht	Tag
Mond	Sonne
Dunkel	Licht
Schwäche	Kraft
Wasser	Feuer
Innen	Außen

Nach diesem Prinzip findet ein ständiger Austausch von Kräften in unserem Körper statt, der die Grundlage für das innere Gleichgewicht und die Voraussetzung für Gesundheit ist. Durch unsere Lebensführung können wir die Balance zwischen den entgegengesetzten Dynamiken in unserem Körper beeinflussen, wobei jede Einseitigkeit die Balance beeinträchtigt und, wenn eine Disharmonie über längere Zeit anhält, zu gesundheitlichen Beeinträchtigungen und zu Erkrankungen führen kann.

Die Prinzipien der TCM mit den zugrunde liegenden Elementen und den Energieumläufen haben ihre Gültigkeit bis heute nicht verloren. Sie zeigen in eindrücklicher Weise die komplexe Verbindung mit dem Universum und die Polaritäten, die uns auch heute noch täglich begegnen, ohne die kein Leben möglich wäre, und die sich hinter der Natur verbergende Intelligenz. Diese Weisheit berücksichtigen wir in der NeuroIntegrativen Medizin.

IV. Erfahrungen mit der NeuroIntegrativen Medizin in der Praxis

In der Frauengesundheit

Sehr effektiv ist die NIM-Behandlung bei gynäkologischen Beschwerden und Erkrankungen. Insbesondere bei Blasenfunktionsstörungen, Beckenbodenfunktionsstörungen, Regelschmerzen, diffusen Unterbauchschmerzen, Beschwerden durch Myome, Schmerzen beim Geschlechtsverkehr, Scheidenverkrampfung, Wechseljahresbeschwerden, Schwangerschaftsübelkeit, aber auch bei unerfülltem Kinderwunsch, kann NeuroIntegrative Medizin helfen, die Beeinträchtigungen zu beseitigen oder den Beschwerdeverlauf zu mildern.

➟ *Blasenschwäche und Inkontinenz*

Eines der häufigsten Beschwerdebilder ist die Dranginkontinenz, deren typisches Anzeichen der zwanghafte Drang ist, die Blase sofort zu entleeren, auch wenn sie noch nicht gefüllt ist. In bis zu 80 Prozent der Fälle findet sich keine Ursache für dieses Phänomen. Die schulmedizinische Behandlung erfolgt typischerweise mit krampflösenden Medikamenten, die häufig nur für eine begrenzte Zeit helfen und/oder deren Einnahme wegen ihrer Nebenwirkungen, insbesondere der starken Mundtrockenheit, vorzeitig gestoppt wird.

Der Ansatz in der NIM-Behandlung ist die Verknüpfung der Nervenversorgung von Blase, Rückenmark und Gehirn. Verantwortlich dafür sind die der Blase am nächsten gelegenen Sakralnerven, die mit dem sensorischen Cortex des Gehirns verbunden sind. Da bei starkem und häufigem Harndrang auch Gefühle wie Angst, Unsicherheit u. ä. eine Rolle spielen können, wird hier ebenfalls die Verbindung zum Mandelkern und anderen, die Gefühle und Empfindungen regulierenden Gehirnarealen getestet.

Eine 77-jährige Patientin verliert seit mehreren Jahren unwillkürlich und überwiegend nachts große Mengen Urin. Ihre Angaben über die näheren Umstände bei diesen Inkontinenzepisoden sind zunächst sehr diffus, sodass es unumgänglich erscheint, eine Blasendiagnostik durchzuführen. Dabei fällt eine ungewöhnlich große Blasenfüllung auf. Im Laufe der Zeit kristallisiert sich immer mehr heraus, dass der Urinverlust abrupt erfolgt und mit wechselnd starkem Harndrang verbunden ist. Anschließend besteht dann einige Stunden lang eine Kontinenz. Der unwillkürliche Harndrang tritt erst bei sehr voller Blase auf, die dann sofort vollständig entleert werden muss. Ein Toilettentraining, das darauf abzielt, in regelmäßigen Zeitabständen zur Toilette zu gehen, bevor der Harndrang spürbar wird, ist nicht erfolgreich.

In der neurointegrativen Behandlung arbeiten wir mit den Gehirnarealen, die für das Körperempfinden, die Steuerung starker Gefühle wie Verzweiflung, Entsetzen und Ablehnung verantwortlich sind. Da die Patientin im Behandlungsverlauf auch Schmerzen im Rücken (Bereich L2 - L3 = Spinalnervengebiet für Blase und Darm) erwähnt, ist auch hier eine partielle Beteiligung der Blase möglich, die bearbeitet wird. Vorübergehend ist die Patientin überwiegend kontinent. Leider erschwert ihr eine zunehmende Immobilität den Toilettengang, sodass die Inkontinenz wieder auftritt.

➠ *Beckenbodenfunktionsstörungen*

Der weibliche Beckenboden bildet den Abschluss der Bauchhöhle nach unten. Seine Funktion besteht gleichzeitig im Aufnehmen, Halten (Blase, Darm) und Freigeben (Urin, Stuhl, Geburt). Die dem Beckenboden aufliegenden Organe sind Blase, Gebärmutter und Enddarm.

Eine Geburt ist für den Beckenboden unter Umständen extrem belastend, denn um das kindliche Köpfchen durchzulassen, muss die Beckenbodenmuskulatur sich um ein Vielfaches dehnen. Das wird normalerweise gegen Ende einer Schwangerschaft hormonell vorbereitet und geschieht ohne größere Verletzungen der Beckenbodenmuskulatur. Kommt es zu einer Schädigung, geht dabei häufig das Gefühl für die Beckenbodenmuskeln verloren. Die betroffenen Frauen können dann den Beckenboden nicht mehr anspannen und leiden gelegentlich noch lange nach der Geburt unter einer Blasenschwäche beim Husten und Niesen oder unter einer Schwäche des Darmschließmuskels. Eine Senkung der Gebärmutter infolge der gedehnten Haltebänder ist oft auch von einer Senkung der Blase und/oder des Darmes begleitet. Eine Option, die Beschwerden zu beheben, ist die operative Behandlung. Manchmal bleiben aber die Beschwerden trotz Operation, wie im folgenden Beispiel, bestehen.

Eine 56-jährige Tanzlehrerin hatte bereits fünf Operationen wegen einer Beckenbodensenkung. Bereits nach der ersten Operation trat eine Entleerungsstörung des Enddarmes auf mit erheblicher Verstopfung. Darmspülungen und die Einnahme von Abführmitteln, Gleitmitteln und Mitteln zur Erweichung des Stuhles führten zu Darmentleerungen in vielen kleinen Portionen über den ganzen Tag hinweg. Zudem verspürte sie wieder einen starken Druck auf den Beckenboden.

Organische Ursachen für die Beschwerden konnten bei der gynäkologischen Untersuchung nicht gefunden werden. Die NIM-Behandlung setzt einerseits bei der Steuerung der Darmfunktion an, andererseits bei der Wahrnehmung des Beckenbodens. Zudem werden das Schleimhaut-Immunsystem und die Funktionen des Verdauungstraktes behandelt. Kombiniert mit diätetischen Maßnahmen und einer im Laufe der Zeit reduzierten Einnahme von Abführmitteln verbessert sich der Druck auf den Enddarm und den Beckenboden deutlich und führt zu selteneren und effektiveren Entleerungen.

➟ *Unerfüllter Kinderwunsch*

Statistisch werden in Deutschland 90 Prozent der Paare mit Kinderwunsch innerhalb des ersten Jahres schwanger. Bleibt die Schwangerschaft aus, ohne dass in den Voruntersuchungen eine Ursache dafür gefunden wurde, kann die NIM-Behandlung helfen, den hormonellen

Zyklus neu zu regulieren. Dabei konzentrieren sich die Verknüpfungen der gesetzten Reize vorrangig auf die hormonelle Achse zwischen den Eierstöcken und dem Hypothalamus sowie der Hypophyse.

Eine 24-jährige Lehrerin mit Kinderwunsch lebt in einer Wochenendbeziehung. Um den richtigen Zeitpunkt für die Befruchtung nicht zu verpassen, trifft sich das Paar gelegentlich unter der Woche. Obwohl keine organischen Ursachen fassbar sind, ist eine Schwangerschaft bisher ausgeblieben. Die junge Frau kommt deshalb in die NeuroIntegrative Praxis. Das Immunsystem weist keine Störungen auf. Die Behandlung konzentriert sich darauf, die hormonelle Balance wieder herzustellen. Hier wird über die Hormonachse zwischen den Eierstöcken und den vorgeschalteten Drüsen gearbeitet, aber auch die Stressachse behandelt. Die Patientin wird in den folgenden Wochen schwanger, erleidet aber eine frühe Fehlgeburt.

Eine Patientin, Ende 30, kommt mit unerfülltem Kinderwunsch nach zwei Fehlgeburten in die Praxis. Zudem leidet sie unter einer extremen Müdigkeit, vor allem nach dem Essen. Die schulmedizinischen Untersuchungen waren alle unauffällig und ergaben keine Erklärungen für die Fehlgeburten. Wir arbeiten am Verdauungssystem und stellen die Ernährung auf eine nährstoffreiche, zuckerreduzierte Vollwertkost mit mindestens täglich 500g Gemüse um, was schnell zu einer deutlichen Zunahme der Tagesenergie führt. Selbst nach dem Essen verspürt die Patientin keine Müdigkeit mehr. Drei Monate nach der ersten Behandlung ist sie wieder schwanger und voller Energie. Während der Schwangerschaft haben wir immer wieder an verschiedenen Themen gearbeitet, insbesondere an der Angst vor einer erneuten Fehlgeburt. Fast genau ein Jahr nach der ersten Behandlung bringt sie einen gesunden Jungen zur Welt. Abgesehen von Heißhungerattacken, die ein Anzeichen für eine schwankende Körperenergie sind – und bei ihr war es der Heißhunger nach Schokolade – ist sie nach der Geburt beschwerdefrei.

➠ *Unklare Unterbauchschmerzen*

Eine 24-jährige Patientin hat seit einigen Tagen anhaltende starke Unterbauchschmerzen. Die junge Frau hatte in der Vergangenheit aus diesem Grund bereits zwei Bauchspiegelungen. Eine Entzündung der Eileiter und Eierstöcke konnte klinisch und labortechnisch ausgeschlossen werden, ebenfalls krankhafte Veränderungen an diesen Organen.

Bei der NIM-Behandlung wird eine emotionale Störung aufgedeckt, die mit starken Ängsten einhergeht. Die Bearbeitung der Beschwerden führt schnell zu einer deutlichen und anhaltenden Besserung der Unterbauchschmerzen.

➠ *Dysmenorrhoe*

Eine 42-jährige Patientin hat starke krampfartige Unterbauchschmerzen (Dysmenorrhoe) und sehr starke Blutungen (Hypermenorrhoe) während ihrer Monatsblutung, die von Kopfschmerzen und Durchfall begleitet sind. Die Schmerzen sind dabei so stark, dass sie an diesen Tagen nicht arbeiten kann. Gynäkologisch wurde ein Myom diagnostiziert, das bei sonst normaler Zyklusanamnese von der mitbehandelnden Frauenärztin aber als unproblematisch eingestuft wurde. Gegen die Schmerzen wurden schmerzreduzierende Arzneimittel verschrieben. Die Laborwerte zeigen keine Auffälligkeiten. Ihre Verdauung ist unregelmäßig und wechselhaft. Beruflich und privat hat die Patientin mehrere Herausforderungen zu stemmen, die ihr sehr zusetzen. Ein Gefühl der Erschöpfung begleitet sie schon eine längere Zeit.

Zu Beginn arbeiten wir über Schaltstellen des Nerven- und Hormonsystems sowie am Verdauungssystem. Zudem wird in der NIM-Untersuchung ein entzündeter wurzelbehandelter Zahn diagnostiziert. Eine deutliche Besserung bleibt vorerst aus. Erst nachdem der tote Zahn gezogen und die Ernährung auf nährstoffreiche Vollwertkost umgestellt wurde, bessern sich die Beschwerden, was mit einer deutlich gesteigerten körperlichen Energie einhergeht. Mittlerweile hat sie während ihrer Monatsblutungen nur noch an zwei Tagen leichte Schmerzen und die Verdauung ist regelmäßig und problemlos. Sie kann in dieser Zeit wieder arbeiten und hat gelernt, mit Stressphasen besser umzugehen.

Die Monatsblutungen einer 17-jährigen junge Frau sind so schmerzhaft und gehen mit Übelkeit, Erbrechen und Kreislaufstörungen einher, dass sie an diesen Tagen nicht in die Schule gehen kann. Obwohl sie regelmäßig starke Schmerztabletten einnimmt, um diesen Zustand einigermaßen ertragen zu können, ist sie völlig erschöpft und muss die meiste Zeit im Bett verbringen. Zudem leidet sie seit langer Zeit an einer Angststörung und einer Infektanfälligkeit der oberen Atemwege. In der Behandlung konzentrieren wir uns anfangs auf das Nerven-, Immun- und Hormonsystem. Dabei zeigt sich eine schnell einsetzende Besserung der Infektanfälligkeit.

Nach kurzer Zeit fühlt sie sich zunehmend ausgeglichener und das Wohlbefinden überwiegt. Die Schmerzen während der Monatsblutung werden langsam besser. Die Übelkeit tritt nur noch mild und ohne Erbrechen auf.

Im weiteren Behandlungsverlauf arbeiten wir weiter auf der neurologischen Ebene, auf der die Hormone gesteuert werden, und am Verdauungssystem. Mittlerweile kommt sie immer öfter ohne die Einnahme von Schmerzmitteln aus und kann die Tage während der Monatsblutungen normal verplanen. Schlafmangel, unregelmäßige Ernährung, Genussmittel und Schulstress führen jedoch immer wieder zu einer erneuten inneren Anspannung und verschlechtern die Schmerzsymptomatik während der Monatsblutungen.

➡ *Vaginismus*

Ist die Scheide so eng, dass das Eindringen des Penis extrem schmerzhaft ist, kann der Grund hierfür neben organischen Ursachen, wie einer starken Vernarbung nach Operationen, in Verkrampfungen des Beckenbodens, dem sogenannten Vaginismus, liegen. Geschlechtsverkehr ist in diesen Fällen unmöglich.

Eine 42-jährige Patientin kann mit ihrem vertrauten Partner keinen Geschlechtsverkehr haben, weil sich ihr Beckenboden schon bei den ersten Berührungen schmerzhaft verkrampft.

Die NIM-Behandlung verknüpft die Beckenbodenmuskulatur mit Gehirnarealen, die für die Verarbeitung der Eindrücke über die Sinnesorgane verantwortlich sind, welche in Verbindung mit emotionalen Ereignissen stehen. Beim nächsten Besuch berichtet die Patientin erfreut, dass ihr erster vorsichtiger Versuch eines Geschlechtsverkehrs bereits gezeigt hat, dass sich die Verkrampfungen des Beckenbodens deutlich gelöst haben. Eine weitere Entkrampfung kann über Verknüpfungen zwischen dem Genitaltrakt und dem limbischen System, über das grundlegende Emotionen wie der Sexualtrieb gesteuert werden, und der Amygdala als Sitz u. a. des Gefühls von Sicherheit, erreicht werden.

➠ *Wechseljahresbeschwerden*

Ca. 20 Prozent aller Frauen leiden in den Wechseljahren unter sogenannten klimakterischen Beschwerden; das sind in erster Linie Hitzewallungen, die häufig dazu zwingen, nachts mehrfach die Wäsche zu wechseln und die tagsüber zu heftigem Erröten und Schwitzen führen. Ausgelöst werden diese willentlich unbeeinflussbaren Zustände durch die Hirnanhangsdrüse, die in einem ca. 90-minütigen Rhythmus Follikel-stimulierende Hormone ausschüttet. Der Körper will damit die Eierstöcke zur Östrogen-Produktion anregen, was aber nicht mehr möglich ist, weil die Eierstöcke erschöpft sind. Synthetische wie auch natürliche Hormone sind bei diesen Beschwerden im Allgemeinen sehr wirksam. Wegen ihrer Nebenwirkungen, insbesondere dem erhöhten Brustkrebsrisiko bei langjähriger Einnahme, lehnen es immer mehr Frauen ab, Hormone einzunehmen oder über die Haut anzuwenden.

Eine 53-jährige Unternehmerin klagt über heftiges Schwitzen, vermehrt in der Nacht, was durch die damit verbundenen Schlafstörungen zu einer tiefen Erschöpfung geführt hat. Bereits zehn Jahre vor der Erstvorstellung war sie wegen eines Burnout-Syndroms gezwungen gewesen, eine längere berufliche Pause zu machen. Zusätzlich klagt sie über Schmerzen in der Lendenwirbelsäule und über Verstopfung (Obstipation).

Wir arbeiten im Immun- und Verdauungssystem. Bereits beim zweiten Besuch in der Praxis berichtet die Patientin über eine wesentlich verbesserte Darmfunktion. Auch die LWS-Schmerzen sind weniger geworden. Die weiterhin bestehenden klimakterischen Beschwerden werden gelindert, indem wir hormonelle Störungen beheben und die entzündete Darmschleimhaut mitbehandeln.

➡ *Eierstockzysten*

Eine 43-jährige Frau leidet seit vielen Jahren an wiederkehrenden schmerzhaften Zystenbildungen an beiden Eierstöcken. Sie hat deswegen bereits mehrere Operationen hinter sich.

In den ersten Behandlungsstunden arbeiten wir an muskulären Verspannungen der Lendenwirbelsäule, an der hormonellen Stressachse und am Verdauungssystem. Etwa sechs Monate nach dem ersten Termin sind bei der gynäkologischen Untersuchung keine Eierstockzysten mehr nachweisbar und die Patientin ist schmerzfrei. Bis heute – neun Jahre später – sind keine weiteren Eierstockzysten aufgetreten.

In der Begleitung bei Krebserkrankungen

Krebserkrankungen können die Betroffenen in ihrer ganzen körperlichen, seelischen und geistigen Existenz erschüttern. NeuroIntegrative Medizin setzt hier an, um die Lebensqualität zu verbessern. An drei Beispielen von Frauen mit Brustkrebs, die in verschiedenen Stadien der Erkrankung mit NIM-Behandlungen begleitet wurden, lässt sich gut aufzeigen, was NeuroIntegrative Medizin dabei leisten kann.

Eine 69jährige Patientin wurde an einem Tumor in der Achselhöhle operiert. Der Pathologe wies Brustkrebszellen im Gewebe nach, ohne dass ein Brustkrebs-Herd zu finden war. Die behandelnden Ärzte geben ihr noch eine Lebenszeit von sechs Monaten. Ich begegne der Patientin kurz nach der Operation, als die Nachricht über die Diagnose und das bevorstehende Ende ihres sehr aktiven Lebens sie aus der Bahn geworfen haben und behandle sie anschließend in regelmäßigen Abständen von vier bis fünf Wochen über insgesamt neun Jahre. Ziel der Behandlung ist eine Stärkung des Immunsystems und der Stress-Regulation. Im Verlauf kommt es zu keinen Anzeichen einer erneuten Krebserkrankung bei insgesamt gutem Allgemeinbefinden.

Eine 42-jährige Patientin hat eine fortgeschrittene Brustkrebserkrankung mit Lebermetastasen. Eine schulmedizinische Therapiemöglichkeit gibt es nicht mehr. Ihr Krankheitsgeschehen ist gekennzeichnet von Schwäche, Übelkeit, Oberbauchschmerzen, Trauer und Angst. In der neurointegrativen Arbeit fokussieren wir uns darauf, das Immunsystem zu stärken und die Schmerzen und Angstzustände zu vermindern. Die Patientin kommt solange zur Behandlung, wie es ihr körperlicher Zustand erlaubt, und erlebt dabei eine »tiefe Erleichterung« ihrer Gesamtsituation. Die Behandlung hat zu einer deutlichen Verbesserung ihrer Lebensqualität beigetragen.

Eine 44-jährige freischaffende Künstlerin ist an familiärem Brustkrebs erkrankt. Die über sechs Monate dauernde Behandlung mit Chemotherapie, Operation und Bestrahlung bringt den Tumor vollständig zum Verschwinden. Im Rahmen der Behandlung werden ihr einige Monate später die Eierstöcke entfernt, um so das Risiko einer Metastasierung weiter zu minimieren. Die Patientin lebt in einer extrem schwierigen privaten und wirtschaftlichen Situation und hat keine Unterstützung durch ihre Eltern oder einen Partner. Die Erkrankung führt zum sofortigen Verlust ihrer beruflichen Tätigkeit, sodass die Zeit der Behandlung auch von mühsamen Kämpfen um ein wirtschaftliches Überleben begleitet ist.

Während der NIM-Behandlung treten Wut, Überforderung, Bitterkeit, das resignative Gefühl vergeblicher Mühe, Hilflosigkeit und Niedergeschlagenheit zutage. Um die Immunabwehr zu unterstützen, werden Beschwerden durch Hormonentzug behandelt mit positiven Auswirkungen auf den Stress, den Schlaf und die Depressionen.

Nachdem sich anfänglich die Symptome verschlechtert haben, empfindet die Patientin die weitere Behandlung als wohltuend. Sie kann in kleinen Schritten wieder tätig werden und gewinnt neues Vertrauen in ihren Körper.

➠ *Bauchspeicheldrüsenkrebs*

Eine 55 Jahre alte, verzweifelte Patientin kommt mit der Diagnose Bauchspeicheldrüsenkrebs und Verdacht auf Lebermetastasen in die Praxis. Die Prognose der behandelnden Kolleg*innen sieht nicht gut aus. Die Patientin selbst lehnt eine Chemotherapie ab. Sie ernährt sich ausgewogen und gesund und meidet Genussmittel. Was sie belastet, ist der berufliche Stress.

In den Behandlungen konzentrieren wir uns darauf, das Immun- und Verdauungssystem zu unterstützen und die hormonelle Stressachse in Balance zubringen, da die schockierende Diagnose verständlicherweise zu einer angstbesetzten Grundstimmung geführt hat.

Die Ernährung wird auf eine leicht verdauliche Schonkost, bestehend aus gedünstetem Gemüse und Breikost, umgestellt. Ungefähr drei Monate nach Beginn der Behandlung, während deren ihr Gesundheitszustand stabil ist, treten nach einem auswärtigen Essen plötzlich Bauchschmerzen, Übelkeit und Erbrechen auf. Um einen fortschreitenden Tumorprozess auszuschließen, wird die Patientin zur weiteren Untersuchung und Behandlung an ein spezialisiertes Zentrum überwiesen. Die Bildgebung weist kein weiteres Tumorwachstum nach. Die Patientin willigt deshalb ein, den Tumor operativ zu entfernen. Anschließende chemotherapeutische Behandlungen sind aufgrund des histopathologischen Befundes nicht vorgesehen.

Ein Jahr nach der Diagnosestellung hat die Patientin keine gesundheitlichen Beschwerden mehr. Auch die Kontrolluntersuchung zeigt kein erneutes Tumorwachstum.

Bei chronischen Beschwerden

➟ *Verdauungsstörung (Dyspepsie)*

Eine 45-jährige Patientin kommt zur Behandlung chronischer Kopfschmerzen, Schwindel, Schlafstörung und starker Verstopfungsbeschwerden mit unangenehmen Blähungen in die Praxis. Sie hat lange und sehr stressige Arbeitstage und kaum Zeit für Regeneration. Das Essen muss schnell und unkompliziert sein. »Essen gehört in den Tagesablauf hinein, um Energie für die Arbeit zu haben«, Appetit habe sie selten. Sämtliche Versuche, die Verdauungsstörung zu beheben, schlugen bislang fehl. Außerdem leidet sie an Schlafstörungen, wacht immer gegen 3.00 Uhr nachts auf und kann oft nicht mehr einschlafen. Dementsprechend ist sie chronisch müde.

Über das vegetative Nervensystem arbeiten wir mit den Verdauungsorganen, einem verspannten Kiefergelenk und einem verschobenen ersten Halswirbel. Im Laufe der Behandlung wird anhand der Befunde die Ernährung auf eine leicht verdauliche Schonkost, wie gut verträgliches gedünstetes Gemüse, Haferschleim, Olivenöl, wenige milde Gewürze und möglichst zuckerarm, umgestellt.

Beim zweiten Termin vier Monate später berichtet die Patientin über deutlich seltenere und mildere Kopfschmerzen und Schwindelanfälle. Auch die Verdauungsbeschwerden haben sich gebessert und sie ist hoch erfreut, dass sie seit der Behandlung durchschlafen kann, was ihr seit Jahren nicht möglich war. Sie hatte sich so an diesen Zustand gewöhnt, dass sie erst jetzt merkt, wie viel besser es ihr mit einer ungestörten Nachtruhe geht. Sie fühlt sich wohl, ist ausgeglichener und verspürt sogar erstmals wieder Appetit. Da im Rahmen ihrer aufreibenden beruflichen Tätigkeit eine weitergehende Ernährungsumstellung nur begrenzt möglich ist, nimmt sie zusätzlich pflanzliche Arzneimittel auf der Basis von Iberis amara (in der Medizin verwendete Bittere Schleifenblume), Kümmelfrüchten und Pfefferminze zur Unterstützung ihrer Verdauung ein, sodass sich die Beschwerden über die Zeit hinweg deutlich verbessert haben.

➟ *Migräne und Infektanfälligkeit*

Eine Patientin Anfang 50, die bereits im 40. Lebensjahr in die Wechseljahre gekommen ist, hat seit vier Jahren mit einer Infektanfälligkeit und lang anhaltenden und schweren Infekten bis hin zu einer Lungenentzündung zu kämpfen. Jede kleinste körperliche Anstrengung führt zu einer ausgeprägten Erschöpfung. Zudem leidet sie seit ihrer Jugend an Migräne, die ca. alle 10 Tage auftritt und über drei bis fünf Tage bei heftigsten Kopfschmerzen, Übelkeit, Erbrechen, Licht- und Geräuschempfindlichkeit trotz regelmäßiger Einnahme eines stark wirkendes Migränemedikaments anhält.

Einen Monat nach der ersten Therapiesitzung, in der die Immun- und Hormonstörungen behandelt worden sind, ist der Infekt im Wesentlichen abgeklungen und sie spürt bereits eine deutliche Zunahme an Energie, was ihr ermöglicht, endlich wieder Sport zu treiben. Auch der bisher übliche Mittagsschlaf ist nicht mehr notwendig. Die ausgeprägte Müdigkeit, die sie gleich nach der Behandlung empfunden hat, ist eine häufige Erscheinung, da der Körper alle Kraft und Energie für den Selbstheilungsprozess abzieht.

In der zweiten Behandlungsstunde konzentrieren wir uns auf die diversen Ängste, die im Vorfeld zur Sprache gekommen sind. In Verbindung mit diesen wurden Verdauungsstörungen mit einer Neigung zum Durchfall diagnostiziert, der jedoch wegen der anderen Beschwerden bisher für sie selbst nicht im Vordergrund stand.

Etwa einen Monat später sind die Migräneattacken deutlich zurückgegangen. Sie treten nur noch einmal im Monat über einen Tag und weit weniger heftig auf, und die Einnahme des starken Migränemedikaments ist nicht mehr notwendig. Nach weiteren Behandlungen am Verdauungs-, Hormon- und Immunsystem sowie auf emotionaler Ebene stabilisiert sich der Gesundheitszustand.

Mittlerweile sind mehrere Jahre seit der ersten Behandlung vergangen und der Gesundheitszustand hat sich stetig weiter verbessert. Kopfschmerzen oder Migräneanfälle treten nur noch selten auf, meist durch Wetterwechsel, aber bestimmen nicht mehr ihren Alltag. Auch Infekte sind selten geworden, und wenn, dann mit kurzem und mildem Verlauf. Da ihr wieder ausreichend Energie zur Verfügung steht, hat sie sich beruflich umorientiert und engagiert sich nun in einem Bereich, der ihr viel Freude bereitet.

➠ *Arterielle Hypertonie (Bluthochdruck), Fettleber*

Ein 50-jähriger Mann leidet an Kopfschmerzen und kürzlich festgestelltem Bluthochdruck. Nebenbei erwähnt er, dass er eine Fettleber unklarer Ursache hat, seine Verdauung sehr wechselhaft ist und immer wieder Sodbrennen auftritt. Zudem klagt er über ausgeprägten Nachtschweiß. Die Untersuchungen des betreuenden Kardiologen ergaben keine Ursachen für den Bluthochdruck im Herz-Kreislaufsystem. Er verschrieb ihm blutdrucksenkende Medikamente. Der Gastroenterologe verschrieb zur Behandlung der Verdauungsstörungen ein Medikament zur Unterdrückung der Magensäureproduktion und eines, das ein Fortschreiten der Fettleber verhindern soll. Der Patient ernährt sich mit einer ausgeglichenen, nährstoffreichen Vollwertkost, trinkt seit Jahrzehnten keinen Alkohol, den er nach eigenen Angaben ohnehin nicht mehr vertragen hat, und treibt regelmäßig Sport.

In den Behandlungen zeigen sich immer wieder Störungen in den Informationswegen zwischen Verdauungsorganen, der Leber und dem Nervensystem. Über diesen Weg ist auch eine Verbindung zum Bluthochdruck erklärbar, ohne dass eine ursächliche Störung des Herz-Kreislaufsystems nachweisbar ist. Zu Beginn haben wir unseren Behandlungsschwerpunkt auf das Verdauungssystem gelegt, wodurch sich die laborchemisch nachgewiesenen Entzündungen der Darmschleimhaut erheblich reduziert haben.

Bereits einen Monat nach der ersten Behandlung ist die Verdauung deutlich besser, sodass das Medikament zur Unterdrückung der Magensäure langsam ausgeschlichen werden kann, ohne dass das Sodbrennen erneut aufflammt. Nach zwei Monaten tritt kein Nachtschweiß mehr auf. Die Kopfschmerzen sind vergessen und der Blutdruck pendelt sich auf einem oberen Normwert ohne Medikamenteneinnahme ein. Im Verlauf der Behandlung können wir einen stetigen Abfall der Leberwerte beobachten. Mittlerweile sind die Leberwerte seit Jahren im Normbereich. Kardiologische und gastroenterologische Untersuchungen bleiben unauffällig.

➟ *Neurodermitis*

Ein Patient, 43 Jahre, der bereits seit der Kindheit an Neurodermitis und Asthma, sowie an verschiedenen Allergien leidet, kommt mit schwerer Neurodermitis in die Praxis. Die Hände sind massiv geschwollen, trocken und übersät mit weißlichem Schorf. Die Unterarme und Oberschenkelrückseiten sind ebenfalls stark betroffen und jucken »höllisch«. Die Haut an den Oberschenkelrückseiten ist zum Teil aufgerissen und schmerzt so sehr, dass er manchmal kaum sitzen kann. Der behandelnde Dermatologe verschrieb diverse Cremes, mit denen die Haut phasenweise etwas besser wurde. Seine Verdauung ist seit langer Zeit gestört und der Nachtschlaf nicht mehr erholsam.

Wir arbeiten am Immun- und Verdauungssystem und unterstützen die Entgiftungsfunktionen der Leber. Die Schwellung der betroffenen Hautareale bildet sich dabei schnell zurück. Neben der Aktivierung des Schleimhautimmunsystems und der Verdauungsfunktionen eliminieren wir unverträgliche Nahrungsmittel aus dem Speiseplan. Die Verdauung verbessert sich und der Nachtschlaf wird wieder erholsam.

Nach zwei Monaten ist die Haut komplett und dauerhaft abgeheilt. Gleichzeitig hat sich der Patient zu einer beruflichen Veränderung entschlossen und kündigt seine sichere, aber sehr stressige Arbeitsstelle. Neue Stressphasen aktivieren im weiteren Verlauf die Neurodermitis mit trockenen Hautarealen wieder, jedoch wesentlich milder und ohne Schwellungen, Schorfe oder Risse der Haut. Seine asthmatischen Beschwerden treten im Behandlungszeitraum nicht wieder auf.

➠ *Akute Schulterschmerzen*

Der 65-jährige Patient stellt sich mit akuten Schmerzen im rechten Schultergelenk beim aktiven Anheben des Armes vor. Diese waren am Vortag bei einer plötzlichen Bewegung beim Sport aufgetreten. Eine Infektion kann ausgeschlossen werden. Wir arbeiten über die Schmerz vermittelnden Nervenbahnen. Der Patient ist augenblicklich und anhaltend schmerzfrei.

➠ *Wiederkehrende Rückenschmerzen*

Eine 64-jährige Taxifahrerin kommt mit Rückenschmerzen im unteren Lendenwirbelbereich in die Sprechstunde. Sie hat in ihrem Taxi bereits einen Spezialsitz, der anfänglich gut geholfen hat. Seit einigen Wochen bestehen die Schmerzen dauerhaft auch nach Beendigung ihrer täglichen Fahrten fort. Wir arbeiten über schmerzleitende Nervenbahnen und das motorische System, was die Patientin nachhaltig beschwerdefrei werden lässt.

Der Einsatz von NeuroIntegrativer Medizin beschränkt sich natürlich nicht auf die hier aufgeführten Behandlungsbeispiele. In der Praxis erfahren wir täglich die heilsame Wirkung NeuroIntegrativer Medizin insbesondere bei der Behandlung von muskulären Beschwerden, Gelenkschmerzen, rheumatischen Erkrankungen, Depressionen und Autoimmunerkrankungen. Eine Therapiemethode, die in einem weiten Spektrum von Beschwerden Menschen helfen kann, aus eigener Kraft gesund zu werden.

V. Plädoyer für einen modernen integrativen Behandlungsansatz

Mit den Hintergrundinformationen, die wir als Ärztinnen und Wissenschaftlerinnen zusammengetragen haben, wollen wir Ihnen die Wirkweise der NeuroIntegrativen Medizin näherbringen. Dabei ist uns wichtig, nur Informationen weiterzugeben, die aus solider wissenschaftlicher Arbeit hervorgehen und keine Behauptungen aufzustellen, die nicht belegt werden können. Uns interessiert, was Medizin, Biologie und Physik wissenschaftlich zu sagen haben und dies in eine anwendbare medizinische Behandlung einzubringen.

Wir leben in einer Zeit, die dank technischem Fortschritt und Innovationen eine Fülle neuer Erkenntnisse und Entdeckungen hervorbringt, von denen auch unsere Gesundheit profitieren kann. Die moderne Medizin verfügt über hervorragende pharmazeutische Wirkstoffe zur Behandlung schwerer Erkrankungen und ausgeklügelte chirurgische Techniken, um Verletzungen, Infektionen, Krebs oder zum Beispiel erkrankte Herzkranzgefäße zu behandeln. Wir wissen, welche Vitamine und Mineralstoffe wir in welcher Dosierung benötigen, um Krankheiten vorzubeugen, Knochen und Zähne zu stärken und Muskeln und Gewebe aufzubauen. Die Forschungen über das Mikrobiom haben uns gelehrt, welche Auswirkungen die Darmbakterien auf unsere Gesundheit und die Funktionstüchtigkeit der Organe haben, und täglich werden neue Entdeckungen gemacht. Nie zuvor war der Lebensstandard von Menschen höher als heute. Dennoch verzeichnen wir ausgerechnet hier und heute eine stetig wachsende Zunahme an Stoffwechselkrankheiten.

Das macht die Grenzen schulmedizinischer Diagnostik und Behandlung sichtbar und ist Motivation, nach neuen, integrativen Behandlungsansätzen zu forschen. Die NeuroIntegrative Medizin stellt aus dieser Sicht eine ergänzende Komplementärmedizin zur schulmedizinischen Diagnostik und Therapie dar, deren Behandlungskonzept auf die körpereigene Intelligenz setzt, um die Selbstheilungskräfte des Körpers zu aktivieren. Dabei legt sie Wert auf eine personalisierte Behandlung, deren Umsetzung in der Schulmedizin noch Zukunftsmusik ist. Denn jede*r von uns hat ganz eigene Erfahrungen, eigene Wahrnehmungen von sich und der Welt und ein ganz eigenes Innenleben.

In diesem spannenden Feld gibt es noch immer viele offene Fragen. In Verlaufsbeobachtungen sehen wir, wie sich autonome Nervensysteme verändern, sich Eiweiße aktivieren lassen und natürlich, wie sich die Lebensqualität der behandelten Menschen verändert. Das sind nur einige wenige Faktoren, die durch die NeuroIntegrative Medizin beeinflusst werden.

Außerordentlich schwierig wird es, die Auswirkungen der einzelnen Komponenten auf die Gesundheit zu bestimmen, die in dem multimodalen Netzwerk miteinander verbunden sind. Dazu wäre ein finanzierbares Studiendesign vonnöten. Da NeuroIntegrative Medizin den Menschen und nicht Krankheiten behandelt, lassen sich Befunde nicht auf Bevölkerungsgruppen übertragen, was den großen Unterschied zu wissenschaftlichen Forschungen mit linearem Ansatz ausmacht.

Wir sind überzeugt, dass das neue Forschungsgebiet der Neuro-Integrativen Medizin, das vor knapp 30 Jahren Dr. Allan Phillips zu erkunden begann, die Zukunft für ein gesünderes Leben beinhalten kann.

Die Autorinnen

Professor Dr. Gerlinde Debus

Meine persönliche Begegnung mit dem Neurologischen Integrationssystem nach Dr. Allan Phillips war für mich eine elementare Erfahrung, die den Wunsch weckte, diese Richtung der Medizin selbst zu erlernen.

Seit meiner Kindheit war es mein Wunsch, Medizin zu studieren. Und ebenfalls sehr früh war mir klar, dass das Fach meiner Wahl die Frauenheilkunde und Geburtshilfe war. Beides habe ich realisieren können und habe über 23 Jahre als Chefärztin eine große Münchner und die Dachauer Frauenklinik geleitet. Bereits zu Beginn meiner Facharztweiterbildung stellte ich aber fest, dass sowohl die Medizin als Ganzes als auch die Frauenheilkunde sehr stark organbezogen waren. Weder die Psyche noch die sozialen Bedingungen, unter denen Frauen erkranken, wurden berücksichtigt. Erst 2015 wurde auf Veranlassung der Deutschen Gesellschaft für Psychosomatik in der Frauenheilkunde und Geburtshilfe von der Arbeitsgemeinschaft Wissenschaftlicher Medizinischer Fachgesellschaften (AWMF) eine Leitlinie für die Behandlung von chronischen Unterbauchschmerzen herausgegeben (016-001, Sk2), die die psychosomatische Sichtweise mit einbezieht. Auch andere medizinische Fachbereiche haben nach und nach die Bedeutung der Psychosomatik in Diagnostik und Therapie einzelner Krankheitsbilder erkannt. Die moderne Schmerztherapie behandelt seit den 1990er Jahren Schmerzpatient*innen mit einer multimodalen Therapie aus Medikamenten, Physiotherapie, Elektrostimulationsverfahren und Verhaltens- bzw. Psychotherapie. In zertifizierten Brustkrebszentren unterstützen Psychoonkolog*innen Patient*innen bei der Krankheitsbewältigung und die Kardiologie hat die Psychosomatik in ihre Rehabilitationsmaßnahmen aufgenommen. Trotzdem ist es noch nicht zur Selbstverständlichkeit geworden, Patient*innen in ihrer Ganzheitlichkeit als Individuen auch im Krankheitsgeschehen zu begreifen, auf ihr Umfeld zu achten und auf das, was sie bewegt, insbesondere wenn es um sehr spezielle Fragestellungen, wie z. B. Kinderwunsch oder Krebserkrankungen, geht.

Dabei ungenutzt und noch viel zu wenig beachtet sind die Selbstheilungskräfte und ihre Bedeutung im medizinischen Heilungsprozess, ein aus meiner Sicht wesentlicher Aspekt in der ganzheitlichen Behandlung.

Die Schulmedizin braucht Medikamente und Apparate für ihre Diagnose- und Therapiemöglichkeiten. Das Neurologische Integrationssystem nutzt Diagnostik- und Therapiemöglichkeiten ausschließlich über das Netzwerk des eigenen Körpers, ohne Einsatz von Apparaten oder Medikamenten. Die Tatsache, dass der Körper Fehlsteuerungen selbst korrigieren kann, indem sogenannte fehlerhafte Verknüpfungen zwischen Gehirn und Körperteilen repariert bzw. neu hergestellt werden, fasziniert mich täglich neu.

Heute arbeite ich mit NeuroIntegrativer Medizin, die sich im Verlauf der letzten Jahre aus dem Neurologischen Integrationssystem von Dr. Allan Phillips heraus entwickelt hat, insbesondere bei Beschwerden, für welche die Schulmedizin keine Ursachen findet.

Professor Dr. med. Gerlinde Debus, Gynäkologin mit Spezialisierung auf Operative Gynäkologie, Spezielle Geburtshilfe und Perinatalmedizin sowie auf Gynäko-Onkologie, war 23 Jahre Chefärztin zunächst in einer großen Münchner Klinik und während dieser Zeit einige Jahre ärztliche Direktorin in Personalunion, anschließend war sie Chefärztin der Frauenklinik im Helios-Amperklinikum Dachau. Nach ganz eigenen persönlichen Erfahrungen mit dem Neurologischen Integrations-System in 2010 begann sie ihre Ausbildung zur NIS-Therapeutin und praktiziert seit 2018 NeuroIntegrative Medizin als niedergelassene Fachärztin in einer eigenen Praxis in München.

www.prof-debus.de/neurointegrative-medizin/

Dr. Meike Scheuplein

Vor meinem Medizinstudium absolvierte ich eine Ausbildung in der pharmazeutischen Forschung. Während dieser Zeit entwickelte ich mein Interesse für Forschung und war fasziniert davon, über die Grundlagen und Zusammenhänge des menschlichen Organismus zu erfahren. Neben meiner ärztlichen Tätigkeit in der Universitätsklinik in Frankfurt am Main hatte ich glücklicherweise während all der Jahre parallel die Möglichkeit, als Studienärztin nationale und internationale Studien im Bereich der Immunologie zu leiten und zu betreuen.

Die jahrelange ärztliche Betreuung chronisch kranker Menschen in der immunologischen Ambulanz zeigte mir oft die Grenzen des schulmedizinischen Handelns auf, da außer der schulmedizinischen Medikamenteneinnahme keine weiteren Therapieoptionen zur Verfügung standen. Schon um das Jahr 2000 konnte ich durch die Anwendung mikrobiologischer Therapien nach laborchemischen Analysen des Darmmikrobioms bei Patient*innen mit Infektanfälligkeit deutliche Besserungen neben der schulmedizinischen Behandlung erzielen. Bei diesen Therapien werden immunaktive Darmbakterien verabreicht, die normalerweise im menschlichen Darm vorkommen sollten. Die Aufgabe dieser immunaktiven Darmbakterien ist dann, einen Trainingseffekt auf Immunzellen auszuüben, mit denen sie über Botenstoffe kommunizieren. Dies machte mich neugierig und ich begann, nach anderen Behandlungsmöglichkeiten zu suchen. Noch während meiner Tätigkeit als Ärztin und Studienärztin begann ich Ausbildungen in Mikrobiologischer Therapie, Akupunktur, Homöopathie, Kinesiologie, Naturheilverfahren und psychosomatischer Grundversorgung.

Gleichzeitig entwickelte sich ein neuer Forschungsbereich, die Psychoneuroimmunologie. Er öffnete mir die Augen für die Zusammenhänge, die ich bei chronisch kranken Menschen mit spezifischen Immundefekten oft beobachten konnte, für die ich jedoch bis dahin keine Erklärung fand. Diese neue Sichtweise auf die komplexe Vernetzung unserer Körpersysteme fesselte meine Aufmerksamkeit. Endlich verstand ich, wie Verhalten und psychologische Muster mit biochemischen und immunologischen Auffälligkeiten sowie körperlichen Beschwerden verbunden sind.

Es fiel mir immer schwerer, die rein kausalanalytische Schulmedizin zu praktizieren und Forschungsprojekte als Studienärztin zu betreuen, die dieses Wissen nicht berücksichtigten.

Als ich 2006 erstmals von der Behandlung mittels neurologischer Integration erfuhr, nahm ich die erste Gelegenheit wahr, eine Ausbildung bei Dr. Allan Phillips zu absolvieren. Diese Ausbildung war für mich ein wahres Geschenk. Endlich hatte ich die Möglichkeit, das Wissen über die vernetzten Körpersysteme in Diagnostik und Therapie anzuwenden. Unsere Selbstheilungskräfte durch die körpereigene Intelligenz zu aktivieren, und das in einem respektvollen Umgang mit den Patient*innen, war für mich der medizinische Ansatz, den ich fortan beruflich verfolgen wollte. Dies war und ist für mich die Lösung der lange gesuchten Verbindung zwischen meinem schulmedizinischen Wissen und dem Verständnis des Körper-Geist-Netzwerkes, das auf den Energieumläufen in unserem Körper, den Organ-Korrelationen aus der Traditionellen Chinesischen Medizin (TCM) und dem biologischen Verständnis unserer Heilkräfte aufbaut und durch einfache Prozesse angestoßen werden kann.

Seit 2007 setze ich dieses Wissen als niedergelassene Ärztin in einer eigenen Praxis um. Ergänzt durch mein Hintergrundwissen in Orthomolekularer Medizin und Manueller Therapie ist die NeuroIntegrative Medizin dabei das Herzstück der Arbeit.

Dr. med. Meike Scheuplein hat über 14 Jahre lang als Ärztin und Studienärztin in der Pädiatrie und der Immunologischen Ambulanz der Universitätsklinik in Frankfurt am Main gearbeitet und praktiziert seit 2007 in eigener Privatpraxis, zuerst in Neu-Isenburg, dann in Frankfurt am Main als Ärztin für Naturheilverfahren und zertifizierte NIS-Therapeutin mit Zusatzausbildung in Akupunktur, Homöopathie, Kinesiologie und Naturheilverfahren, psychosomatischer Grundversorgung sowie Mikrobiologischer Therapie, Orthomolekularer Medizin und Manueller Therapie.

www.dr-scheuplein.de

Literaturverzeichnis und Links

Adolph, E. F.: Physiological integrations in action. Physiologist 25 (2),1982, Supplement

Armour, J. A.; Murphy, D. A.; Yuan, B. X.; Macdonald, S.; Hopkins, D. A.: Gross and microscopic anatomy of the human intrinsic cardiac nervous system. Anat. Rec.,1997 Feb; 247(2):289-98. doi: 10.1002/(SICI)1097-0185(199702)247:2<289:AID-AR15>3.0.CO;2-L. PMID: 9026008

Ashby, William: An introduction to cybernetics; Springer, New York, 1956

Bach, Y. Rita: Emerging concepts of brain function. Journal Intr. Neurosci., 2005; 4 (2): 183-205

Baule, G. M.; McFee, R.: Detection of the magnetic field of the heart. American Heart Journal, 1063, Volume 66: 95-96

Becker, Robert; Selden, Gary: The body electric: Electromagnetism and the foundation of life. William Morrow Paperbacks, New York, 1. Edition 1998

Bennett, D. A.; Buchman, A. S.; Boyle, P. A.; Barnes, L. L.; Wilson, R. S.; Schneider, J. A.: Religious orders study and rush memory and aging project. J Alzheimer Dis., 2018; 64(s1):S161-S189. doi: 10.3233/JAD-179939. PMID: 29865057; PMCID: PMC6380522

Berger, H.: Über das Elektrenkezephalogramm des Menschen. Archiv für Psychiatrie und Nervenkrankheiten, 1929 87, 1929:527-570

Bernard, C.: Leçons sur les phénomènes de la vie communs aux animaux et aux vegetaux. Bailliere JB, Paris,1878: https://ncbi.nlm-nih.gov/pmc/articels/PMC4078957#B3

Bradley, Nelson: Herzwand in der Kindheit. VAK Verlag, 2020

Broers, Dieter: Gedanken erschaffen Realität. Heyne Verlag, München, 3.Auflage, 2013

Bonhoeffer, Tobias und Gruss, Peter (Hrsg.): Zukunft Gehirn. C.H.Beck Verlag, München, 2011

Boyle, P. A.; Buchman, A. S.; Barnes, L. L.; Bennett, D. A.: Effect of a purpose in life on risk of incident Alzheimer disease and mild cognitive impairment in community-dwelling older persons. Arch Gen Psychiatry, 2010 Mar; 67(3):304-10. doi:10.1001/archgenpsychiatry.2009.208. PMID: 20194831

Brown, R. E.; Milner, P. M.: The legacy of Donald O. Hebb: More than the Hebb synapse. National Rev. Neurosci., 2003 Dec; 4 (12):1013-9. doi: 10.1038/nrn1257. PMID: 14682362

Cannon, W. B.: »Voodoo« death. American Anthropologist, 1942;44 (new series):169-181. American Journal Public Health, 2002 Oct; 92 (10):1593-6; discussion 1594-5.doi: 10.2105/ajph.92.10.1593. PMID: 12356599; PMCID: PMC1447285

Capra, F: Das neue Denken. Scherz Verlag Bern/München,1987

Carter, Rita: Das Gehirn. Dorling Kindersley Verlag GmbH, München, 2014

Dispenza, Joe: Du bist das Placebo – Bewusstsein wird Materie. KOHA Verlag,1. Auflage 2014

Durães Campos, I.; Pinto, V.; Sousa, N.; Pereira, V. H.: A brain within the heart: A review on the intracardiac nervous system. J Mol Cell Cardiol. 2018 Jun;119:1-9. doi: 10.1016/j.yjmcc.2018.04.005. Epub

Elsenbruch, Sigrid; Icenhour, Adriane; Enck, Paul: Viszeraler Schmerz – eine biopsychologische Perspektive. De Gruyter, online erschienen 2017; https://www.degruyter.com/document/doi/10.1515/nf-2017-0029/html

Eyster, J. A. E.; Maresh, F.; Krasno, M. R.: The nature of the electric field around the heart. American Journal of Physiology, 1933, 106: 574-588

Gazzaniga, M. S.; Ivry, R.; Mangun, G.: Cognitive Neuroscience – The biology of the mind. Norton; Third International Student Edition, 2008

Goodheart, George Jr. D. C.; Gin, R. H.; Green, B. N.: A history of applied kinesiology. Journal Manipulative Physiol. Therapy, 1997 Jun. 20, 5:331-7. PMID: 9200049

Gerber, Richard: Vibrational Medicine: The #1 Handbook of Subtle-Energy Therapies. Bear & Company; 3. Edition 2001

Heisz, Jennifer et al: The effects of physical exercise and cognitive training on memory and neurotrophic factors. http://dx.doi.org/10.1162/jocn a 01164 Journal of Cognitive Neuroscience

Hofman, Markus: Einfach Unvergesslich. Der Weg zum perfekten Gedächtnis. Memo-Mind-Brainproducts GmbH, München, 2018

Hong, M.; Srivastava, K.; Kim, S. et al: BOC is a modifier gene in holoprosencephaly. Human Mutation, 2017 July; 38(11):1464–1470. doi: 10.1002/humu.23286. Epub

Huang, R. C.: The discoveries of molecular mechanisms for the circadian rhythm: The 2017 Nobel Prize in Physiology or Medicine. Biomed 2018 Feb; 41(1):5-8. doi:10.1016/j. Epub 2018. PMID: 29673553; PMCID: PMC6138759

Isen, A. M.; Shalker, T. E.; Clark, M. S.; Karp, L.: Affect, accessibility of material in memory and behavior: A cognitive loop? In: Journal of Personality and Social Psychology, 1978: 36, S. 1-12

Jöllenbeck, Thomas et al: Gait training in orthopedic rehabilitation after joint replacement – Back to normal gait with sonification? International Journal of Computer Science in Sport, 2019, 18(2):34-48, DOI: https://www.researchgate.net/deref/

Kanherkar, R. R.; Stair, S. E.; Bhatia-Dey, N.; Mills, P. J.; Chopra, D.; Csoka, A. B.: Epigenetic mechanisms of integrative medicine. Evid Based Complement Alternat Med., 2017:4365429. doi: 10.1155/2017/4365429. Epub. PMID: 28316635; PMCID: PMC5339524

Kellaway, P.: The part played by electric fish in the early history of bioelectricity and electrotherapy. Bulletin oft he History of Medicine 20, 1946: 112-132

Kendall, Henry O.; Peterson-Kendall, F. et al: Muskeln – Funktionen und Tests. Elsevier, Urban und Fischer, München, 5. Auflage 2008

Kok, B. E.; Coffey, K. A.; Cohn, M. A.; Catalino, L. I.; Vacharkulksemsuk, T.; Algoe, S. B.; Brantley, M.; Fredrickson, B. L.: How positive emotions build physical health:

perceived positive social connections account for the upward spiral between positive emotions and vagal tone. Psychol. Sci., 2013 Jul 1; 24(7):1123-32. doi: 10.1177/0956797612470827. Epub. Corrigendum: Published Erratum in: Psychol Sci., 2016 Jun; 27(6):931. PMID: 23649562

Kovacevic, Ana; Fenesi, Barbara; Paolucci, Emily; Heisz, Jennifer J: The effects of aerobic exercise intensity on memory in older adults. Applied Physiology, Nutrition, and Metabolism, 30 October 2019, https://doi.org/10.1139/apnm-2019-0495

Leinmüller, R.: Additive Akupunktur: Der Geburtsverlauf wird beschleunigt. Dt. Ärzteblatt 1999; 96(10): A-580

Lipton, Bruce: Epigenetik. In: Resurgence/magazine/article 4140.htlm

Mackenzie, James.: Some points bearing on the association of sensory disorders and visceral disease. Brain, 1893; 16, 321–354

Mackenzie, James: Symptoms and their interpretation. Paul B. Hoeber, New York, 3. Auflage

Maslow, Abraham: A theory of human motivation. In: Psychological Review, 1943, Vol. 50 #4, S. 370–396; Online-Ausgabe bei York University

Mayer, Emeran: The Mind-gut connection: How the hidden conversation within our bodies impacts our mood, our choices and our overall health. Harper Wave, New York, 2016

Meyer, Claudia; Mattejat, Fritz; König, Udo; Wehmeier, Peter M.; Remschmidt, Helmut: Psychische Erkrankung unter mehrgenerationaler Perspektive: Ergebnisse aus einer Längsschnittstudie mit Kindern und Enkeln von stationär behandelten depressiven Patienten. Praxis der Kinderpsychologie und Kinderpsychiatrie 2001, 50, 525–536

Muehsam, D.; Lutgendorf, S.; Mills, P. J.; Rickhi, B.; Chevalier, G.; Bat, N.; Chopra, D.; Gurfein, B.: The embodied mind: A review on functional genomic and neurological correlates of mind-body therapies. Neurosci Biobehav Rev. 2017 Feb;73:165-181. doi: 10.1016/j.neubiorev. 2016.12.027. Epub

Oschman, James L.: Energiemedizin – Konzepte und ihre wissenschaftliche Basis: Urban & Fischer Verlag/Elsevier GmbH; 2. Edition, 2009

Owens, Charles: An endocrine interpretation of Chapman´s reflexes first interpretation, American Academy of Osteopathy, 1970

Pert, Candice: Moleküle der Gefühle: Rororo, 2. Auflage, 2005

Pessoa, L.; Adolphs, R.: Emotion processing and the amygdala: from a 'low road' to 'many roads' of evaluating biological significance. Nat Rev Neurosci., 2010, 11, 773–782. https://doi.org/10.1038/nrn2920

Pischinger, A.: Das System der Grundregulation – Grundlagen einer ganzheitsbiologischen Medizin. Haug Verlag, Stuttgart, 10. Auflage 2004, bearbeitet von Hartmut Heine, Otto Bergsmann und Felix Perger

Popp, F. A.; Ruth, B.; Bahr, W. et al: Emission of visible and ultraviolet radiatio by active biological systems. Collective Phenomena, 1981, 3:187-214

Porges, Stephen W. et al: Die Polyvagal-Theorie und die Suche nach Sicherheit: Traumabehandlung, soziales Engagement und Bindung. G. P. Probst Verlag, Lichtenau, 4. Auflage, 2021

Römer, Ansgar: Chinesische Medizin in der Gynäkologie und Geburtshilfe. De Gruyter Verlag, 2. Auflage, 2021

Rolf Ida P.: Rolfing – Strukturelle Integration. Hugendubel, 1997

Schachter, S. & Singer, J. E.: Cognitive, social and physiological determinants of emotional state. In: Psychological Review, 1962; 69: 379–399

Sheldrake, Rupert: Das schöpferische Universum. O. W. Barth, 2018, S. 252

Siegmund-Schulze, N.: Onkologie: Krebstherapie, Immunsystem und Mikrobiom – das künftige Triumvirat. Deutsches Ärzteblatt 114, 2017; Heft 45: B1768-1771

Simonton, O.; Matthews-Simonton, S.: Cancer and stress: counselling the cancer patient. Med Journal Aust., 1981 Jun 27; 1(13):679, 682-3. doi: 10.5694/j.1326-5377.1981.tb135959.x. PMID: 7278751

Sisken, B. F.; Walker, J.: Therapeutic aspects of electromagnetic fields for soft-tissue healing. In: Blank M (ed): Electromagnetic fields: Biological interactions and mechanisms. Advances in Chemistry, 1995, Series 250. American Chemical Society, Washington DC

Smith, C. W.: Bioelectrical effects of weak electromagnetic fields. In: Ho, M. W.; Popp, F. A.; Warnke, U.: (eds) Bioelectrodynamics and biocommunication. World Scientific, Singapore, 1994

Snowdon, David: Healthy Aging and Dementia: Findings from the Nun-Study. Ann. Intern. Med. 2003; 139:450-454

Spengler, F. B.; Scheele, D.; Kaiser, S.; Heinrichs, M.; Hurlemann, R. A.: Protective mechanism against illusory perceptions is amygdala-dependent. Journal Neurosci., 2019 Apr 24; 39(17):3301-3308. doi: 10.1523/JNEUROSCI.2577-18.2019. Epub. PMID: 30804094; PMCID: PMC6788816

Spitzer, Manfred: Digitale Demenz. Wie wir uns und unsere Kinder um den Verstand bringen. Droemer TB, 9. Auflage, 2014

Sun, T.; Hevner, R. F.: Growth and folding of the mammalian cerebral cortex: from molecules to malformations, Nature Reviews Neuroscience, 2014, Volume 15: 217-232

Tattersall, I.; Pribram, K.: The James Arthur lectures, and what makes us human. J Biomed Discov Collab., 2006 Nov 29; 1:15. doi: 10.1186/1747-5333-1-15. PMID: 17134485; PMCID: PMC1698933.

Templin, C. et al: Fast track brief communication: Altered limbic and autonomic processing supports brain-heart axis in Takotsubo syndrome. European Heart J. doi:10.1093/eurheartj/ehz068) i Templin, 2019

Turner, Kelly: Radical Remission. Hrsg. Harper One, 2014

Voll, Reinhold: 20 Jahre Elektroakupunktur-Diagnostik und Elektroakupunktur-Therapie mit niederfrequenten Stromimpulsen nach Voll. Medizinisch-Literarische Verlagsgesellschaft, Uelzen, 1980

Watterson, J. G.: The role of water in cell architecture. Molecular and Cellular Biochemistry, Volume 79,1988: 101-105

Zimmermann, J.: Laying-on-of-hands healing and therapeutic touch: A testable theory. BEMI Currents, Journal of the Bio-Electro-Magnetics Institute, 1990; 2: 8-17

Zimmermann, J.: New technologies detect effects of the healing hands. Brain/Mind Bulletin 10, 1985: 2 / Seto A

Zimmermann, J. E.: Josephson effect devices and low frequency field sensing. Cryogenics 12, 1972: 1-31

Informationsseiten NeuroIntegrative Medizin

ÄNIM. Ärzteverband NeuroIntegrative Medizin e. V.
https://aenim.de

Akademie für funktionelle Neurologie
https://www.neurolog.de

Neurologisches Integrationssystem Dr. Allan Phillips
https://www.neurolinkglobal.com

Anmerkungen

1 Lehre der Physiologie: Funktionen und Abläufe chemischer, physikalischer und biochemischer Grundlagen in Lebewesen
2 Pert, Candace: Moleküle der Gefühle. Rowohlt-Verlag, 2005, S. 282
3 Turner, Kelly: Radical Remission; Hrsg. Harper One, 2014
4 Der in Brooklyn 1908 geborene Abraham Maslow gilt als der »Vater« der humanistischen Psychologie. Er begründete die Theorie der Hierarchie der Bedürfnisse, die sogenannte Maslowsche Bedürfnispyramide
5 Maslow, Abraham: A theory of human motivation. In: Psychological Review. 1943, Vol. 50 #4, S. 370–396; A Theory of Human Motivation – online Ausgabe bei der York University
6 https://aenim.de/
7 Meyer, Claudia; Mattejat, Fritz; König, Udo; Wehmeier, Peter M.; Remschmidt, Helmut: Psychische Erkrankung unter mehrgenerationaler Perspektive: Ergebnisse aus einer Längsschnittstudie mit Kindern und Enkeln von stationär behandelten depressiven Patienten. Praxis der Kinderpsychologie und Kinderpsychiatrie, Volume 50, 2001, 525–536
8 Besserve, M.; Logothetis, Nikos: Dem Langzeitgedächtnis auf der Spur. DOI 10.17617/1.2H
9 Porges, W. Stephen: Die Polyvagal-Theorie und die Suche nach Sicherheit: Traumabehandlung, soziales Engagement und Bindung. G.P. Probst Verlag, Lichtenau, 4. Auflage, 2021
10 Pathogenetische Ansätze beschäftigen sich vorrangig damit, wie Krankheiten entstehen und sich entwickeln und fragen nach dem Warum und Wodurch wir krank werden. Gesundheit wird dabei als der Normalzustand angesehen und Krankheit als das davon abweichende Anormale. Im Gegensatz zum Salutogenetischen Ansatz ist beim pathogenetischen Ansatz jemand entweder gesund oder krank.
11 Aaron Antonovsky (1923-1994), israelisch-amerikanischer Soziologe, gilt als der »Vater der Salutogenese«, eines Gesundheit definierenden Konzepts. Antonovsky, Aaron: Zur Entmystifizierung der Gesundheit. D.G.V.T Verlag, 1997
12 Claude Bernard (1813-1878) war ein französischer Arzt, Pharmazeut und gilt als Begründer der experimentellen Toxikologie. Er verstand schon damals den Organismus als ein sich selbstregulierendes System und legt damit die Grundlagen der Biochemie und der modernen wissenschaftlichen Methodik in der Medizin.
13 Bernard, C: Leçons sur les phénomènes de la vie communs aux animaux et aux vegetaux. Bailliere JB, Paris, 1878
14 Walter Bradford Cannon (1871-1945), US-amerikanischer Physiologe. Das Konzept der Homöostase entwickelte er in seinem Buch »The Wisdom of the Body« (1932). Die Arbeiten Cannons waren zum Teil die Grundlagen

zur Erforschung der Kybernetik von Norbert Wiener. Cannon W. B.: »Voodoo« death. American Anthropologist, 1942;44 (new series):169-181. Am J Public Health, 2002 Oct; 92 (10):1593-6; discussion 1594-5.doi: 10.2105/ajph.92.10.1593. PMID: 12356599; PMCID: PMC1447285

15 Herbert Benson (1935), amerikanischer Kardiologe und Gründer des Benson-Henry Institute for Mind Body Medicine in Boston.

16 Dispenza, Joe: Du bist das Placebo – Bewusstsein wird Materie. KOHA Verlag, 1. Auflage 2014

17 Simonton, O.; Matthews-Simonton, S.: Cancer and stress: counselling the cancer patient. Med J Aust., 1981 Jun 27; 1(13):679, 682-3. doi: 10.5694/j.1326-5377.1981.tb135959.x. PMID: 7278751

18 Peterson-Kendall, F., et al: Muskeln: Funktionen und Tests. Verlag Urban und Fischer, 2008

19 George Joseph Goodheart, Jr., D.C. (1918-2008) US-amerikanischer Chiropraktiker, der die Angewandte Kinesiologie begründete. Gin, R. H.; Green, B. N.; Goodheart, George Jr. D.C.: A history of applied kinesiology. J Manipulative Physiol Therapy, 1997 Jun. 20, 5:331-7. PMID: 9200049

20 Sir Henry Head (1861-1940), englischer Neurologe. Entdecker der Head´schen Zonen.

21 Mackenzie, J.: Some points bearing on the association of sensory disorders and visceral disease. Brain, Volume 16, 321–354 Mackenzie, J.: Symptoms and their interpretation. Paul B. Hoeber. New York, 3. Auflage

22 Ein Myotom bezeichnet die Muskulatur, die von einem Spinalnerven innerviert (mit Nervenreizen versorgt) wird. Analog zum Myotom auf der muskulären Ebene ist das Dermatom im Hautbereich. Myotome lassen sich entsprechenden MacKenzie-Zonen zuordnen, Dermatome den Head-Zonen.

23 Sir Charles Sherrington (1857-1952), britischer Physiologe und Mitbegründer der modernen Neurophysiologie. Bei seiner Arbeit über das Gehirn forschte er über die Funktion von Neuronen und prägte den Begriff der Synapse. Für seine Entdeckungen der Neuronenfunktionen erhielt er 1932 gemeinsam mit Edgar Douglas Adrian den Nobelpreis für Medizin.

24 Der Osteopath Dr. Frank Chapman (1871-1931) entdeckte Körperpunkte, die mit dem Lymphsystem in Verbindung stehen und beobachtete, dass der Lymphfluss durch Massage dieser Punkte angeregt werden kann. 1920 beschrieb er die viscerosomatischen Chapman-Reflexpunkte.

25 Owens, Charles: An Endocrine Interpretation of Chapman´s Reflexes first interpretation. American Academy of Osteopathy, 1970

26 Broers, Dieter: Gedanken erschaffen Realität. Heyne Verlag, München, 3. Auflage 2013

27 Der somatosensorische Cortex ist für die räumliche Körperwahrnehmung zuständig und befähigt uns zu identifizieren, wo die körperlichen Empfindungen auftreten.

28 Pischinger, A: Das System der Grundregulation – Grundlagen einer ganzheitsbiologischen Medizin. Haug Verlag, Stuttgart, 10. Auflage 2004, bearbeitet von Hartmut Heine, Otto Bergsmann und Felix Perger
29 Stephen W. Porges, Professor für Psychiatrie und Biomedizintechnik aus den USA, war nicht nur einer der Pioniere bei der Anwendung der Herzratenvariabilität (HRV) in der Psychophysiologie. Seine Polyvagal-Theorie räumt dem Vegetativen Nervensystem (VNS) ein drittes Reaktionsmuster ein.
30 Porges, Stephen W. et al: Die Polyvagal-Theorie und die Suche nach Sicherheit: Traumabehandlung, soziales Engagement und Bindung. G.P. Probst Verlag, Lichtenau; 4. Auflage, 2021
31 Eine Regulationsschleife im Stresssystem des Körpers bezieht mehrere Regelkreise, insbesondere Hypothalamus-Hypophysen-Nebennieren-Achse und andere Verbindungen zu anderen Systemen, wie Herz-Kreislaufsystem, Verdauungssystem, usw. mit ein.
32 Bruce Lipton (geb. 1944) ist Zellbiologe und forschte an der medizinischen Fakultät der Stanford Universität. Als bahnbrechend gelten seine Erkenntnisse über die Zellmembran, die ihn zu einem Pionier der neuen Wissenschaft der Epigenetik machten. Lipton, Bruce: Intelligente Zellen – wie Erfahrungen unsere Gene steuern. KOHA Verlag, 2016
33 Fraga, M.F.; Ballestar, E.; Paz, M. F.; Ropero, S.; Setien, F.; Ballestar, M.; Heine-Suñer, D.; Cigudosa, J. C.; Urioste, M.; Benitez, J.; Boix-Chornet, M.; Sanchez-Aguilera, A.; Ling, C.; Carlsson, E.; Poulsen, P.; Vaag, A.; Stephan, Z.; Spector, T. D.; Wu, YZ; Plass, C.; Esteller, M.: Epigenetic differences arise during the lifetime of monozygotic twins. Proc Natl Acad Sci U S A, 2005 Jul 26; Volume 102 (30):10604-9. doi: 10.1073/pnas.0500398102.
34 Michael J. Meaney, (1951) kanadischer Neurowissenschaftler, Biopsychologe und Neurologe. Bedeutende Erkenntnis seiner Forschung: Genetische Erbinformationen sind reversibel.
35 Moshe Szyf, Genetiker und Professor für Pharmakologie. Schwerpunkt seine Forschung ist die Verhaltensepigenetik.
36 Bach, Y. Rita: Emerging concepts of brain function. Journal Intr. Neurosci., 2005; 4 (2): 183-205
37 Donald Olding Hebb (1904-1985), kanadischer kognitiver Psychobiologe und Psychologe. Er postulierte das sogenannte Hebb`sche Gesetz in der Neurologie: »Neurons that fire together wire together«. Brown, R. E.; Milner, P. M.: The legacy of Donald O. Hebb: More than the Hebb synapse. Nat Rev Neurosci., 2003 Dec; 4 (12):1013-9. doi: 10.1038/nrn1257. PMID: 14682362
38 Karl H. Pribram (1919-2015), US-amerikanischer Neurowissenschaftler, der in den 1960er Jahren gemeinsam mit dem Quantenphysiker David Bohm sein »holonomes Gehirnmodell« entwickelte.
Tattersall I.; Pribram, K.: The James Arthur lectures, and what makes us human. J Biomed Discov Collab., 2006 Nov 29; 1:15. doi: 10.1186/1747-5333-1-15. PMID: 17134485; PMCID: PMC1698933

39 William Ross Ashby (1903-1972), britischer Psychiater und Biochemiker, gilt als Pionier der Kybernetik und als einflussreichste Person der Systemwissenschaften. Ashby, William: An introduction to cybernetics. Springer, New York, 1956

40 Richard Buckminster Fuller (1895-1983), ehemaliger Marineoffizier und »Universalgenie«, der sich ohne abgeschlossenes Studium als Architekt, Designer und Zukunftsforscher einen Namen machte. Ein genialer Konstrukteur, Designer und visionärer Denker mit einem eigenwilligen Blick, dessen Konstruktion »Fuller Dome« zum Markenzeichen wurde. Er ist Autor des Buches »Bedienungsanleitung für das Raumschiff Erde« und ein Vordenker der ökologischen Bewegung, der bereits in den 60er Jahren als Ingenieur ressourcensparende Material- und Energieeffizienz forderte.

41 Ingber, D. E.: Tensegrity: The architectural basis of cellular mechanotransduction. Annu Rev Physiol. 1997;59:575-99. doi: 10.1146/annurev.physiol.59.1.575. PMID: 9074778

42 Interne und externe chemische und elektromagnetische Störfelder, Wärme- und Bewegungsenergie und die Schwerkraft beeinflussen das lebende Gewebe und ermöglichen ihm, jede Form von Energie aufzunehmen, weiterzuleiten und umzuwandeln.

43 Pert, Candace B.: Moleküle der Gefühle. Körper, Geist und Emotionen. Rororo, 2005

44 Candace B. Pert war Forschungsprofessorin an der Georgetown University School of Medicine in Washington D.C. Die anerkannte Pharmakologin beschäftigte sich mit der Rolle der Neuropeptide im Immunsystem. Neuropeptide finden sich im Gehirn, in den Drüsen und im Immun- und Verdauungssystem. Perth hat eine Theorie der Emotionen entwickelt, die darauf hindeutet, dass der Körper unterbewusst auf den Geist reagiert. Diese Körper-Geist-Kommunikation bietet u. a. eine wissenschaftliche Erklärung für Spontanheilungen von lebensbedrohlichen Krankheiten.

45 Mountcastle, V. B.: The columnar organization of the neocortex. Brain, 1997, 120:701-722

46 Becker, D. O.: The body electric electromagnetism and the foundation of life. William Morrow, New York, 1985

47 Zimmermann, J.: New technologies detect effects of the healing hands. Brain/Mind Bulletin 10, 1985: 2 / Seto A

48 Der »Hall Effekt« ist ein Phänomen aus der Elektrotechnik und benannt nach seinem Entdecker, dem Physiker Edwin Hall (1855-1938).

49 Oschman, James L.: Energiemedizin. Elsevier Urban und Fischer, München, 2. Aufl.2009, S.176

50 Hong, M.; Srivastava, K.; Kim, S. et al: BOC is a modifier gene in holoprosencephaly. Human Mutation, 2017 July ; 38(11):1464–1470. doi: 10.1002/humu.23286. Epub

51 Sun, T.; Hevner, R. F.: Growth and folding of the mammalian cerebral cortex: from molecules to malformations, Nature Reviews Neuroscience, 2014, Volume 15: 217-232

52 Gazzaniga, M. S.; Ivry, R.; Mangun, G.: Cognitive neuroscience – The biology of the mind. Norton; Third International Student Edition, 2008

53 Hofman, Markus: Einfach Unvergesslich. Der Weg zum perfekten Gedächtnis. Memo-Mind-Brainproducts GmbH, München, 3.überarbeitete Ausgabe, 2018

54 Bonhoeffer, Tobias: Neuro.mpg.de/373867/research_report_386950

55 Jöllenbeck, Thomas et al: Gait training in orthopedic rehabilitation after joint replacement – Back to normal gait with sonification? International Journal of Computer Science in Sport, 2019, 18(2):34-48, DOI: https://www.researchgate.net/deref/http%3A%2F%2Fdx.doi.org%2F10.2478%2Fijcss-2019-0012

56 Klinghardt, Friedrich: Lehrbuch der Psychokinesiologie. INK, Institut für Neurobiologie, 2004

57 Lipton, Bruce: Epigenetik. In: Resurgence/magazine/article 4140.htlm

58 Schachter, S. & Singer, J. E.: Cognitive, social, and physiological determinants of emotional state. In: Psychological Review, 1962, Volume 69: 379–399

59 Isen, A. M.; Shalker, T.E.; Clark, M.S.; Karp, L.: Affect, accessibility of material in memory, and behavior: A cognitive loop? In: Journal of Personality and Social Psychology, 1978: 36, S. 1-12

60 Dr. Franny Spengler, Psychologin am Institut für Psychologie in Freiburg. Spengler, F. B.; Scheele, D.; Kaiser, S.; Heinrichs, M.; Hurlemann, R. A.: Protective mechanism against illusory perceptions is amygdala-dependent. Journal Neurosci., 2019 Apr 24; 39(17):3301-3308. doi: 10.1523/JNEUROSCI.2577-18.2019. Epub. PMID: 30804094; PMCID: PMC6788816

61 Tottenham, N.; Gabard-Durnam, L. J.: The developing amygdala: a student of the world and a teacher of the cortex. Curr Opin Psychol., 2017 Oct; 17:55-60. doi: 10.1016/j.copsyc.2017.06.012. Epub. PMID: 28950973; PMCID: PMC5657533

62 Hunt, S.; Sun, Y.; Kucukdereli, H.; Klein, R.; Sah, P.: Intrinsic circuits in the lateral central amygdala. eNeuro., 2017 Mar 24. 4(1):ENEURO.0367-16.2017. doi: 10.1523/ENEURO.0367-16.2017. PMID: 28374004; PMCID: PMC5364643

63 Pessoa, L.; Adolphs, R.: Emotion processing and the amygdala: from a 'low road' to 'many roads' of evaluating biological significance. Nat Rev Neurosci., 2010, 11, 773–782. https://doi.org/10.1038/nrn2920

64 Korte, Martin und Bonhoeffer, Tobias: Zukunft Gehirn. C.H.Beck-Verlag, München, 2011

65 Maguire, Eleanor A.; Woollett, Katherine; Spiers, Hugo J.: London taxi drivers and bus drivers: A structural MRI and neuropsychological analysis, 2006, https://onlinelibrary.wiley.com/doi/abs/10.1002/hipo.20233

66 Muehlroth, B.E.; Rasch, B.; Werkle-Bergner, M.: Episodic memory consolidation during sleep in healthy aging. Sleep Med. Rev., 2020 Aug; 52:101304. doi: 10.1016/j.smrv.2020.101304. Epub. PMID: 32278267

67 Muehlroth et al: Scientific Reports, 2019; doi:10.1038/s41598-018-36557-z

68 Montag, C. et al: Addiction Biology, 2017; doi:10.1111/adb.12570

69 Spitzer, Manfred: Digitale Demenz: Wie wir uns und unsere Kinder um den Verstand bringen. Droemer TB, 9. Auflage, 2014

70 Eyme, K.M. 1; Domin, M. 1; Gerlach, F.H. 1; Hosten, N. 2; Schmidt, C.O. 3; Gaser, C. 4; Flöel, A. 5; Lotze, M. 6: Physically active life style is associated with increased grey matter brain volume in a medial parieto-frontal network. Affiliations expand PMID: 30408511 DOI: 10.1016/j.bbr.2018.10.042

71 Zhou, Z.; Fu, J.; Hong, Y. A.; Wang, P.; Fang, Y.: Association between exercise and the risk of dementia: Results from a nationwide longitudinal study in China. BMJ Open, 2017 Dec 4; 7(12):e017497. doi: 10.1136/bmjopen-2017-017497. PMID: 29208615; PMCID: PMC5719269

72 Kovacevic, Ana; Fenesi, Barbara; Paolucci, Emily; Heisz, Jennifer J: The effects of aerobic exercise intensity on memory in older adults. Applied Physiology, Nutrition, and Metabolism, 30 October 2019, https://doi.org/10.1139/apnm-2019-0495

73 Bennett, D.A.; Buchman, A.S.; Boyle, P.A.; Barnes, L.L.; Wilson, R. S.; Schneider, J. A.: Religious orders study and rush memory and aging project. J Alzheimers Dis., 2018; 64(s1):S161-S189. doi: 10.3233/JAD-179939. PMID: 29865057; PMCID: PMC6380522

74 Boyle, P. A.; Buchman, A.S.; Barnes, L.L.; Bennett, D. A.; Effect of a purpose in life on risk of incident Alzheimer disease and mild cognitive impairment in community-dwelling older persons. Arch Gen Psychiatry, 2010 Mar; 67(3):304-10. doi:10.1001/archgenpsychiatry.2009.208. PMID: 20194831

75 Adolph, E. F.: Physiological integration in action. Physiologist, 1985; 25 (2) Supplement

76 Muehsam, D.; Lutgendorf, S.; Mills, P. J.; Rickhl, B.; Chevalier, G.; Bat, N.; Chopra, D.; Gurfein, B.: The embodied mind: A review on functional genomic and neurological correlates of mind-body therapies. Neurosci Biobehav Rev. 2017 Feb;73:165-181. doi: 10.1016/j.neubiorev. 2016.12.027. Epub

77 Römer, Ansgar: Chinesische Medizin in der Gynäkologie und Geburtshilfe. De Gruyter Verlag, 2. Auflage, 2021

78 Leinmüller, R.: Additive Akupunktur: Der Geburtsverlauf wird beschleunigt. Dt. Ärzteblatt 1999; 96(10): A-580

79 www.barmer.de/.../arztreporte/pm-arztreport-2019-192568

80 Elsenbruch, Sigrid; Icenhour, Adriane und Enck, Paul: Viszeraler Schmerz – eine biopsychologische Perspektive. De Gruyter; Online erschienen: 11. September 2017; A-580; https://www.degruyter.com/document/doi/10.1515/nf-2017-0029/html

81 Siegmund-Schulze, N.: Onkologie: Krebstherapie, Immunsystem und Mikrobiom – das künftige Triumvirat. Dt. Ärzteblatt 114, 2017; Heft 45: B1768-1771

82 Mayer, E.: The Mind-gut connection: How the hidden conversation within our bodies impacts our mood, our choices, and our overall health. Harper Wave, New York, NY, 2016

83 Durães Campos, I.; Pinto, V.; Sousa, N.; Pereira, V. H.: A brain within the heart: A review on the intracardiac nervous system. J Mol Cell Car-

diol. 2018 Jun;119:1-9. doi: 10.1016/j.yjmcc.2018.04.005. Epub. PMID: 29653111

84 Armour, J. A.; Murphy, D. A.; Yuan, B. X.; Macdonald, S.; Hopkins, D. A.: Gross and microscopic anatomy of the human intrinsic cardiac nervous system. Anat. Rec.,1997 Feb; 247(2):289-98. doi: 10.1002/(SICI)1097-0185(199702)247:2<289::AID-AR15>3.0.CO;2-L. PMID: 9026008

85 www.herzgesundheit.de

86 Templin, C. et al: Fast track brief communication: Altered limbic and autonomic processing supports brain-heart axis in Takotsubo syndrome. European Heart Journal. doi:10.1093/eurheartj/ehz068) i Templin, 2019

87 Bradley Nelson, Chiropraktiker und Lehrer, der durch den Film »Emotion« weltweit bekannt wurde. Er arbeitet als medizinisch-intuitiver Berater und Energie-Heiler. Bradley Nelson: Herzwand in der Kindheit. VAK-Verlag, 2020

88 Rupert Sheldrake, geb. 1942, war Direktor für Biochemie und Zellbiologie am Clare College. Er entwickelte die Theorie zu den morphischen Feldern, die die Formen selbstorganisierender Systeme herausprägen und auf allen Stufen der Komplexität ordnen. Sie sind die Grundlage für die Ganzheit, die wir in der Natur beobachten, die mehr ist als die Summe ihrer Teile. Gemäß der Theorie der Formbildungsursachen ist in den morphischen Feldern ein Gedächtnis enthalten, das diese durch den Vorgang der morphischen Resonanz erworben haben. Danach hat jede Art von Dingen ein kollektives Gedächtnis. Aus: www.sheldrake.org

89 Sheldrake, Rupert: Das schöpferische Universum. O.W.Barth-Verlag, 2018, S.252

90 Kok, B. E.; Coffey, K. A.; Cohn, M. A.; Catalino, Ll.; Vacharkulksemsuk, T.; Algoe, S. B.; Brantley, M.; Fredrickson, B.L.: How positive emotions build physical health: perceived positive social connections account for the upward spiral between positive emotions and vagal tone. Psychol. Sci., 2013 Jul 1; 24(7):1123-32. doi: 10.1177/0956797612470827. Epub. Corrigendum: Published Erratum in: Psychol Sci., 2016 Jun; 27(6):931. PMID: 23649562

91 Oschman, J. L.: Energiemedizin – Konzepte und ihre wissenschaftliche Basis. Urban und Fischer, München, 2. Auflage, 2009, S. 105

92 Einthoven, W.: Le Télécardiogramme. Archives Internationales de Physiologie 4 (1906): 132-164

93 Berger H: Über das Elektrenkephalogramm des Menschen. Archiv f. Psychiatrie 87, 527–570 (1929). https://doi.org/10.1007/BF01797193

94 Baule, G. M.; McFee, R.: Detection of the magnetic field of the heart. American Heart Journal, 1063, Volume 66: 95-96

95 Eyster, J. A. E.; Maresh, F.; Krasno, M. R.: The nature of the electric field around the heart. American Journal of Physiology, 1933, 106: 574-588

96 Dr. Ida Rolf, Biochemikerin, erforschte insbesondere die Eigenschaften des menschlichen Bindegewebes. Daraus entwickelte Ida Rolf ihre Behandlungsmethode »Strukturelle Integration« und gründete Anfang der 70er Jahre ihr eigenes Institut in Boulder im US-Bundesstaat Colora-

do, wo sie bis zu ihrem Tod 1979 unterrichtete. https://rolfingverband.de Rolf, Ida P.: Rolfing – Strukturelle Integration. Hugendubel München, 1997

97 Zimmermann, J. E.: Josephson effect devices and low frequency field sensing. Cryogenics 12, (1972): 1-31

98 Popp, F.A.; Ruth, B.; Bahr, W. et al: Emission of visible and ultraviolet radiation by active biological systems. Collective Phenomena, 1981, 3:187-214

99 Kanherkar, R. R.; Stair, S. E.; Bhatia-Dey, N.; Mills, P. J.; Chopra, D.; Csoka, A. B.: Epigenetic mechanisms of integrative medicine. Evid Based Complement Alternat Med., 2017:4365429. doi: 10.1155/2017/4365429. Epub. PMID: 28316635; PMCID: PMC5339524

100 Gerber, Richard: Vibrational Medicine: The #1 Handbook of Subtle-Energy Therapies. Bear & Company; 3. Edition 2001

101 Capra, F.: Das neue Denken. Scherz Verlag Bern-München, 1987

102 Sisken, B. F.; Walker, J.: Therapeutic aspects of electromagnetic fields for soft-tissue healing. In: Blank M (ed): Electromagnetic fields: Biological interactions and mechanisms. Advances in Chemistry, 1995, Series 250. American Chemical Society, Washington DC

103 Robert O. Becker (1923-2008), US-amerikanischer Orthopäde, war Spezialist für Elektrotherapie. Becker, R. O.; Selden, G.: The Body Electric. Electromagnetism and the Foundation of Life. Morrow, New York, 1985

104 Voll, Reinhold: 20 Jahre Elektroakupunktur-Diagnostik und Elektroakupunktur-Therapie mit niederfrequenten Stromimpulsen nach Voll. Medizinisch-Literarische Verlagsgesellschaft, Uelzen, 1980

105 Zimmermann, J.: Laying-on-of-hands healing and therapeutic touch: A testable theory. BEMI Currents, Journal of the Bio-Electro-Magnetics Institute, 1990; 2: 8-17

106 Zimmermann, J.: New technologies detect effects of the healing hands. Brain/Mind Bulletin,1985; 10:2/ Seto, A.; Kusaka, C.; Nakazato, S.: et al: Detection for extraordinary large biomagnetic field strength from human hand. Acupuncture and Electrotherapeutics Research International Journal, 1992; Volume 17, Number 2,pp. 75-94(20)

107 Dr. Deepak Chopra™ ist der Gründer der Chopra-Fooundation, einer Einrichtung zur Erforschung des Wohlbefindens, und Gründer der Chopra Global, eines Gesundheitsunternehmens. Chopra, D. et al: Identification of altered metabolic profiles following panchakarma-based Ayurvedic intervention in healthy subjects: Scientific reports, 2016, Sep 9;6:32609. doi: 10.1038/srep32609

108 Mills, P. J. et al: The self-directed biological transformation initiative and well-being. J Altern Complement Med. 2016. PMID: 27351443 Clinical Trial — Epel, E. S. 1; Puterman, E. 1; Lin, J. 2; Blackburn, E. H. 2; Lum, P. Y. 3; Beckmann, N. D. 4; Zhu, J. 4; Lee, E. 4; Gilbert, A.1; Rissman, R. A. 5; Tanzi, R. E. 6; Schadt, E. E. 4: Meditation and vacation effects have an impact on disease-associated molecular phenotypes: Transl psychiatry, 2016, 6.

109 Smith, C. W.: Bioelectrical effects of weak electromagnetic fields. In: Ho, M. W.; Popp, F. A.; Warnke, U.: (eds) Bioelectrodynamics and biocommunication. World Scientific, Singapore, 1994

110 Oschman, J. L.: Energiemedizin – Konzepte und ihre wissenschaftliche Basis. Urban und Fischer, München, 2. Auflage 2009, S. 105

111 Watterson, J. G.: The role of water in cell architecture. Molecular and Cellular Biochemistry, Volume 79,1988: 101-105

112 Moxibution ist eine Therapieform der Akupunktur, bei der Körperareale oder Akupunkturpunkte mittels glimmenden Moxakrauts erwärmt werden.

113 Huang, R. C.: The discoveries of molecular mechanisms for the circadian rhythm: The 2017 Nobel Prize in Physiology or Medicine. Biomed 2018 Feb; 41(1):5-8. doi:10.1016/j. Epub 2018. PMID: 29673553; PMCID: PMC6138759

114 Rudnicka, A. R. et al: Diurnal, seasonal, and blood-processing patterns in levels of circulating fibrinogen, fibrin D-dimer, C-reactive protein, tissue plasminogen activator, and von Willebrand factor in a 45-year-old population. Circulation: 2007; 115(8):996-1003

115 Pilorz, V. et al; The role of the circadian clock system. In: Physiology; European J. of Physiology, 2018, Volume 470, 2227-239

— Samuels, N.; Chronotherapy in traditional Chinese medicine. Am J Chin Med., 2000; 28(3-4):419-423

Sachregister

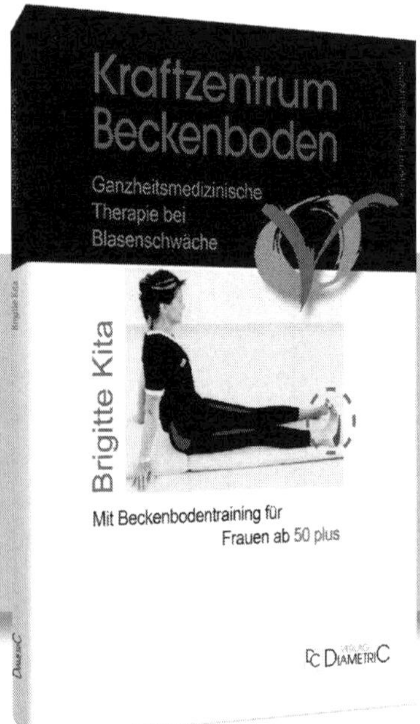

Brigitte Kita

Kraftzentrum Beckenboden
Ganzheitsmedizinische Therapie bei Blasenschwäche
Mit Beckenbodentraining für Frauen ab 50 plus

Kompetente Hilfestellung für Frauen, die durch eigenes Zutun eine dauerhafte Besserung erzielen möchten.

Kart.; überarb. Aufl.;
128 S. m. farb. Abb. ,
Buch 9783938580783/ € 22,90
eBook 9783938580509 /€ 17,00

Gerlinde Debus
Anja Maria Engelsing/Gabriele Pröll

MYOME
gebärmuttererhaltend behandeln

Ganzheitsmedizinische Entscheidungshilfe für Frauen, die selbstbestimmt und informiert mitentscheiden wollen

Kart.; 134 S. m. farb. Abb.;
Buch 9783938580851/ € 25,90

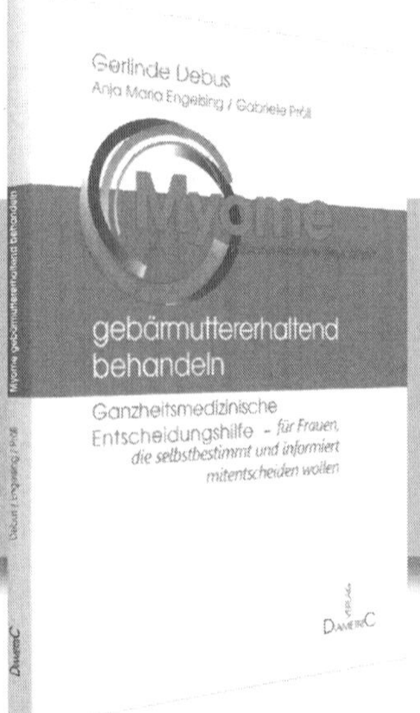